collection « 100 QUESTIONS/RÉPONSES »

La schizophrénie

100 questions/réponses

pour mieux comprendre la schizophrénie

Louis Bindler
Psychiatre, Nantes
Ancien chef de clinique
de l'université Pierre-et-Marie-Curie, Paris VI

Olivier Andlauer
Psychiatre, CHU de Besançon

ellipses

Dans la même collection

100 questions/réponses pour mieux comprendre le trouble bipolaire, Louis Bindler, Olivier Andlauer

100 questions/réponses pour mieux comprendre la dépression, Louis Bindler, Stéphane Mouchabac.

L'alcool et l'alcoolisme. 100 questions/réponses pour comprendre l'alcool et l'alcoolisme, Noémi Garel.

Et si on se pacsait ? 100 questions/réponses pour tout savoir sur le Pacs, Wilfried Baby.

100 questions/réponses pour mieux comprendre la maladie d'Alzheimer, Caroline Hommet et Karl Mondon, Dominique Beauchamp.

Marre de vous faire avoir ? 100 questions/réponses pour connaître et défendre vos droits de consommateur, Laetitia Latapie.

Des problèmes avec votre employeur ? 100 questions/réponses pour connaître et défendre vos droits de salarié, Caroline André.

Des soucis avec vos impôts ? 100 questions/réponses pour maîtriser votre fiscalité, Christine Noël-Lemaitre.

ISBN 978-2-7298-7391-2

32, rue Bargue 75740 Paris cedex 15

www.editions-ellipses.fr

Sommaire

Préface

Pathologie extraordinairement complexe, la schizophrénie est l'une des affections mentales parmi les plus responsables d'invalidité, de retrait social, de morbidité somatique, et de mortalité par suicide. Certes de nombreux travaux sont menés afin de comprendre tel ou tel aspect particulier de cette pathologie. Mais comment en faire la synthèse ? Comment la rendre lisible, pour les médecins certes, mais aussi, enjeu de taille, pour le public ?

La compréhension des aspects étiologiques de la maladie reste une énigme. Le développement du modèle bio-psycho-social semble rendre compte d'un certain nombre d'aspects évolutifs de la pathologie, mais sommes-nous en mesure de proposer une cohérence entre les théories neurobiologique, neurodéveloppementale, psychologique, infectieuse qui probablement rendent toutes compte, pour partie, de ce qu'est la schizophrénie ? Cette complexité se retrouve bien sûr dans son expression clinique polymorphe, instable dans le temps, défiant constamment la prise en charge. Le traitement de la schizophrénie reste un défi pour le clinicien. Certes, il existe des recommandations internationales, mais force est de constater qu'elles ne conviennent pas au traitement de tous les patients. Les traitements médicamenteux, les psychothérapies issues de différents courants théoriques, la mise en œuvre des soins de secteurs sont autant d'atouts que nous avons à notre disposition pour traiter nos patients schizophrènes, mais l'appropriation de l'ensemble de ces différents outils par les praticiens reste à faire…

Enfin, on ne peut pas parler de prise en charge de la schizophrénie sans parler des familles. Comment garantir, certes un accès aux soins, mais aussi et surtout, un niveau de soins équivalent sur tout le territoire ? Donnons-nous des clés de compréhension à ces familles tellement désemparées par le séisme que représente l'émergence de la pathologie mentale chez un proche ?

Le mérite de Louis Bindler et d'Olivier Andlauer est d'aborder ici, de façon pratique, la description des troubles et leurs évolutions, leur épidémiologie, les facteurs de risque biologiques, psychologiques et environnementaux, et l'utilisation des différentes stratégies thérapeutiques. Au travers de ces *100 Questions/Réponses sur la schizophrénie* les auteurs permettent d'avoir les idées claires sur toutes ces problématiques afin de pouvoir de structurer notre pensée et ajuster nos options thérapeutiques. En permettant aussi, aux patients et à leur entourage, d'avoir une meilleure connaissance de leurs troubles, cet ouvrage a l'ambition de faciliter l'alliance thérapeutique et une participation active à un projet de soins individualisé.

Dominique Drapier
Professeur des Universités
Université de Rennes 1
Équipe d'accueil 4712
« Comportements et noyaux gris centraux »
CHU de Rennes

1 Que signifie le terme « schizophrénie » ?

Le terme « schizophrénie » a été formé à partir des racines grecques *skhizein,* qui signifient fendre, et *phrên,* qui désigne l'esprit. Il a été introduit en 1911 par le psychiatre suisse Eugen Bleuler. Cette dénomination est restée inchangée depuis, y compris dans les classifications internationales actuellement utilisées. On peut cependant noter qu'au Japon, le trouble a été renommé en 2002 « trouble de l'intégration » (*Togo Shitcho Sho*), à la demande d'associations de familles de patients. Cela est dû au fait que le terme de « schizophrénie » est associé à une forte stigmatisation, et, comme nous allons le voir, à une certaine ambiguïté dans sa signification auprès du grand public.

Le mot « schizophrénie » est passé dans le langage courant, notamment dans les médias qui l'emploient le plus souvent de façon impropre. Ils désignent en effet par ce terme quelqu'un dont la personnalité a de multiples facettes qui semblent coexister sans lien apparent entre elles. Il s'agit en fait d'une confusion avec le trouble dissociatif de l'identité, auparavant appelé « personnalité multiple ». Cette erreur vient d'une interprétation littérale de l'étymologie du terme « schizophrénie ». Comme nous le verrons dans les questions qui traitent des symptômes, la schizophrénie se caractérise, entre autres, par ce que l'on appelle la « dissociation ». Celle-ci correspond à une désorganisation de la pensée qui peut se manifester dans le discours, le comportement, ou les affects du sujet, entraînant une impression d'étrangeté. Ainsi, une personne souffrant de schizophrénie pourra raconter une anecdote triste tout en arborant un franc sourire. La dissociation ne se situe donc pas entre plusieurs personnalités cohabitant au sein d'un même individu, mais bien au niveau du langage, des mécanismes de pensée tels que la logique, ou des émotions.

2 Qu'est-ce qu'une psychose ?

Le terme « psychose » vient du grec « *psyché* », ou « âme », associé au suffixe « -ose », du grec « *ôsis* », qui signifie « poussée, coup » et qui est utilisé en médecine pour former le nom de certaines maladies non inflammatoires.

La définition psychiatrique de la psychose est différente de l'usage courant, qui renvoie à une peur irrationnelle et collective (comme les célèbres « psychoses de la vache folle » ou « de la grippe aviaire »).

Le psychiatre viennois Ernst von Feuchtersleben fut, en 1845, le premier à utiliser ce terme dans la littérature médicale. « Psychose » désigna rapidement tout type de trouble psychiatrique grave et sa définition resta longtemps ambiguë.

La psychiatrie classique du début du XXe siècle circonscrit la psychose à sa notion actuelle, en la distinguant de la névrose. En effet, on oppose classiquement névrose et psychose, sur la base de la conscience du trouble : le patient souffrant de trouble névrotique a conscience de son trouble, à la différence du patient souffrant de trouble psychotique. Cependant, cette distinction est toute théorique, et nombre de patients souffrant de troubles psychotiques ont une conscience au moins partielle de leur trouble.

La définition la plus robuste de la psychose est donc celle d'un trouble psychiatrique caractérisé par une altération du contact avec la réalité. C'est-à-dire que la maladie perturbe la perception que le patient a de lui-même et de son environnement. Cela s'exprime le plus fréquemment par des idées délirantes (pensées sans rapport avec les faits observés) ou des hallucinations (perceptions sans objet). Ces symptômes seront développés dans les chapitres correspondant.

Le terme psychose est associé à une importante stigmatisation pour les patients et leurs familles, raison pour laquelle il ne leur est pas toujours facile d'accepter le diagnostic, de même qu'il n'est pas toujours facile pour les psychiatres d'en faire l'annonce.

Qu'est-ce qu'un « psychotique » ? 3

« Un psychotique », ça n'existe pas.

On ne dit pas « un infarctus » pour parler d'un patient hospitalisé en service de cardiologie. À l'inverse, il est fréquent d'entendre parler d'« un diabétique », ou d'« un psychotique ». Cela est lié à une caractéristique commune à ces pathologies : ce sont des maladies chroniques.

Pour tout patient souffrant de trouble psychotique, même bien soigné, les symptômes (anxiété, hallucinations…) et les soins (traitements, consultations…) prennent une place importante dans le quotidien. Au point que dans certains cas, les patients finissent par ne plus se définir qu'à travers leur maladie. Sans compter les médecins qui parfois les renforcent dans cette attitude, voyant essentiellement la problématique médicale sans intégrer comment la maladie, le patient et son environnement interagissent, positivement comme négativement.

Au minimum, résumer le patient à sa maladie, c'est se priver de tous les domaines de l'existence du patient qui lui sont propres et sur lesquels il peut s'appuyer pour aller mieux : une passion pour la peinture, un métier intéressant, une famille soudée… C'est également ne pas prendre en compte les facteurs qui peuvent menacer une chance d'amélioration : un conjoint réticent à toute forme de traitement, des collègues qui stigmatisent…

Au pire, c'est nier toute possibilité d'évolution, voire de guérison, enfermant le patient dans cet adjectif substantivé : il est « un psychotique ».

Il ne s'agit pas de nier la souffrance des patients et de leurs familles, ou d'essayer d'édulcorer la dénomination d'un trouble sévère, mais plutôt d'encourager un état d'esprit dans lequel le patient est appréhendé dans sa globalité.

Complétons donc notre réponse : « un psychotique, » ça n'existe pas ; mais « une femme, ou un homme, avec sa personnalité, évoluant dans un certain environnement familial et socio-professionnel, et qui *par ailleurs* souffre de trouble psychotique », nous paraît déjà être une représentation un peu plus fidèle de la réalité.

4 La schizophrénie est-elle une maladie rare ?

Non, contrairement aux idées reçues, le trouble schizophrénique n'est pas une maladie rare. On le retrouve, sous des formes cliniques proches, dans tous les pays et dans toutes les cultures. On estime qu'environ 1 % de la population générale en souffre à travers le monde.

Chaque année, en Europe, plus de 100 000 nouveaux diagnostics de schizophrénie sont posés dont plus de 10 000 dans notre pays. En France cela représente près de 600 000 personnes atteintes.

Le sex-ratio (répartition selon le sexe) de ce trouble est proche de 1 ce qui signifie qu'il touche autant les hommes que les femmes. Son diagnostic est généralement posé chez l'adulte jeune (15-25 ans), un peu plus précocement chez l'homme que chez la femme.

La population de patients atteints de schizophrénie est une population jeune : près de 90 % des patients suivis ont moins de 55 ans.

5 La schizophrénie est-elle une maladie qui coûte cher ?

Oui, la schizophrénie est une maladie dont le poids en terme de dépenses de santé publique est important. On estime que sa prise en charge représenterait près de 2,5 % des dépenses totales de santé dans les pays occidentaux (pour 1 % de la population touchée).

Il existe deux façons de déterminer le coût d'une maladie : le *coût direct* qui représente une estimation des dépenses (médicales et paramédicales) engagées pour la prise en charge de la maladie et le *coût indirect* qui estime les dépenses liées à la maladie mais hors de sa prise en charge (coût social, coût économique des arrêts de travail par exemple). Il est question ici des coûts quantifiables économiquement mais il existe aussi de façon importante (mais non chiffrable) des conséquences psychologiques et humaines pour ces patients et leurs proches.

Le coût direct de la prise en charge de la schizophrénie en France a été évalué par certains auteurs à près de 15 000 euros en moyenne par patient et par an. Son coût indirect reste difficile à chiffrer. En France, il n'existe pas de publication de cette évaluation. À titre indicatif, au Royaume-Uni, le coût annuel indirect de la schizophrénie a été estimé à près de 2 milliards d'euros.

Devant cette difficulté à évaluer le coût de la schizophrénie, il convient de retenir que sa prise en charge représente une part non négligeable des dépenses de santé en France.

6 La schizophrénie, une maladie historique ?

Oui, la schizophrénie est une maladie qui existe depuis de nombreuses années. Cependant, jusqu'au milieu du XIXe siècle, l'ensemble des troubles psychiatriques était considéré comme une seule et même maladie, appelée alors « aliénation mentale », qui s'exprimait sous différentes formes (dépressives, anxieuses, délirantes, etc.). Ce n'est qu'au début du XXe siècle que la schizophrénie a été individualisée. Elle constitue donc un concept de maladie relativement récent.

Le psychiatre français Morel en 1857 utilise pour la première fois le terme de « démence précoce » pour désigner une forme clinique particulière d'« aliénation mentale ». Quelques années plus tard, en Allemagne, Kraepelin individualise pour la première fois la « démence précoce » comme une maladie à part entière dans les éditions successives de son *Traité des maladies mentales* (1890 à 1907).

En 1911, en France, Bleuler propose d'introduire le terme de « schizophrénie » pour désigner « le groupe de psychoses dont l'évolution est tantôt chronique, tantôt faite de poussées intermittentes et qui peut rétrocéder à tout moment sans permettre une totale restitution *ad integrum* ». Cette définition se rapproche de la conception actuelle de la schizophrénie mais marque pour l'époque un retour en arrière : on revient à la notion d'un ensemble de symptômes faisant partie d'un large groupe de troubles mentaux, plutôt qu'à une maladie à part entière comme l'avait décrite Kraepelin quelques années plus tôt.

Depuis 1911, de nombreux travaux ont étudié et décrit la schizophrénie sans apporter de réel changement dans le concept de la maladie. L'utilisation des premiers traitements pharmacologiques en a ensuite révolutionné la prise en charge.

Si la maladie dans son existence clinique existe probablement depuis les origines, on peut cependant considérer que l'entité « schizophrénie » est une notion récente. La schizophrénie qui a fait son apparition dans les classifications internationales américaines successives (DSM III, IV et bientôt V) est finalement proche des formes cliniques décrites au début du XXe siècle.

7 Quel regard porte la société sur la schizophrénie ?

La schizophrénie dispose d'une forte notoriété dans le grand public, qui n'en a cependant pas une connaissance précise. La part belle est donc laissée aux représentations et aux fantasmes. Ainsi, si la quasi-totalité des Français connaissent le mot « schizophrénie », seule la moitié d'entre eux disent pouvoir en décrire les symptômes. Seuls 50 % des Français pensent que l'on peut vivre normalement avec les traitements, et un quart que la schizophrénie est une maladie comme une autre. Ils sont 44 % à affirmer qu'ils pourraient travailler avec des personnes souffrant de schizophrénie. Malheureusement, les chiffres les plus remarquables sont que 65 % des Français pensent que les patients souffrant de schizophrénie représentent souvent un danger pour les autres, et 25 % qu'ils ne peuvent pas vivre en société et doivent être isolés. Ces deux affirmations sont fausses (voir la question sur la dangerosité dans cet ouvrage).

Par ailleurs, il existe une ambivalence de l'opinion public quant à la schizophrénie : la peur des traitements et des « internements » abusifs coexiste avec celle que des « fous dangereux » soient laissés en liberté en dehors de l'hôpital. Ces deux représentations extrêmes relèvent plus du fantasme que de la réalité.

Du point de vue des patients, la schizophrénie reste une maladie stigmatisée, et associée à une qualité de vie dégradée : ils ont un sentiment de rejet de la part de leur famille et de leurs amis, et ont des difficultés à trouver un emploi.

On le voit, tant du côté du grand public que des patients, il existe un grand besoin d'information sur la clinique, l'évolution, et les prises en charge de la schizophrénie. Une bonne information permet de ne pas laisser trop de place aux « *a priori* » ou aux stigmatisations de la maladie en apportant des éléments d'objectivité dans l'esprit du plus grand nombre : c'est l'un des buts de cet ouvrage !

8 La schizophrénie au cinéma : fiction ou réalité ?

La schizophrénie est un sujet porteur pour de nombreux scénarios de films. De nombreuses œuvres abordent ainsi directement ou de façon dérivée le sujet de la maladie. On peut citer à titre d'exemples certains films abordant avec plus ou moins de « réalisme scientifique » la schizophrénie : *Vol au-dessus d'un nid de coucou* de Milos Forman (1975), *Repulsion* de Roman Polanski (1968), *Lost Highway* de David Lynch (1997), ou plus récemment *Un homme d'exception* de Ron Howard (2001).

Il est important de préciser que la schizophrénie est souvent caricaturée dans les films. Le patient schizophrène y apparaît en général violent, parfois pourchassé ou doté d'aptitudes hors norme. Il y est presque toujours stigmatisé et craint, au même titre que la folie au sens large ou la psychiatrie. Ces mises en scène cinématographiques correspondent à la perception « sociétale » de la maladie et doivent être relativisées ou en tout cas distinguées de la réalité (voir par exemple dans cet ouvrage la question sur la dangerosité du patient schizophrène).

De nombreux longs-métrages souffrent en outre d'approximations ou de « raccourcis ». Par exemple certains films abordent la schizophrénie comme « un dédoublement de personnalité » (origine étymologique du nom de la maladie) en mettant en scène des personnages changeant instantanément de personnalité : cette vision « grand public » est quelque peu éloignée de la réalité clinique de la maladie (voir question de cet ouvrage sur la définition de schizophrénie).

Ainsi, si le cinéma peut représenter un vecteur important d'information et d'enseignement, il reste dans le cas de la schizophrénie un support à prendre en compte avec une certaine critique, en particulier pour conserver un abord soignant de la maladie et se démarquer des clichés véhiculés.

À la fois spécialiste et patient souffrant de schizophrénie, est-ce possible ? 9

Oui, c'est par exemple le cas d'Elyn R. Saks, professeur de droit et de psychiatrie à l'université de Californie du Sud. Comme pour la plupart des patients, sa schizophrénie s'est déclarée au début de l'âge adulte. Plusieurs longs séjours à l'hôpital ne l'ont pas empêchée de poursuivre de brillantes études de philosophie puis de droit, dans les plus prestigieuses universités anglaises et nord-américaines. Marquée par son expérience lors de certaines hospitalisations, elle s'est spécialisée dans les questions de droit liées à la psychiatrie.

Son autobiographie, publiée en 2007 sous le titre *The Center cannot hold* (Hyperion books, 2007), décrit son parcours depuis l'adolescence. Elle y raconte ses symptômes avec une grande acuité : repli sur soi, sentiment diffus de malaise dans les relations avec les autres, contemporain de l'apparition des premières hallucinations acoustico-verbales, du délire de persécution et de la désorganisation progressive de la pensée, et, enfin, troubles du comportement lors d'épisodes aigus.

À travers son parcours de soins, elle souligne l'importance du traitement, qui passe par les médicaments, mais aussi la place capitale qu'a jouée pour elle la psychothérapie. Elle décrit également les bonnes et les mauvaises rencontres qu'elle a faites au cours de ses prises en charge successives, et l'importance du regard et de la compréhension de l'entourage et des soignants vis-à-vis des patients et de la schizophrénie.

En racontant les souffrances liées à sa maladie, mais aussi les grandes ressources dont elle a fait preuve pour vivre avec elle, Elyn R. Saks illustre qu'il est tout à fait possible de vivre une vie épanouie tout en souffrant de schizophrénie.

10 La schizophrénie est-elle héréditaire, est-elle transmissible ?

Non, la schizophrénie n'est pas héréditaire au sens commun du terme. Cependant, il existe une forte part d'héritabilité dans la schizophrénie. Il a pu être établi que si un membre de la famille est atteint, le risque qu'un autre membre (parent ou frères et sœurs) le soit également est d'environ 15 %, alors que le risque dans la population générale est d'environ 1 %.

Cependant, le fait de partager un même environnement pourrait expliquer ces résultats sans pour autant que des facteurs génétiques soient en cause.

L'étude des familles de jumeaux (qui partagent le même environnement) a permis de pallier partiellement à cette limite, en comparant les « vrais » jumeaux (qui ont exactement les mêmes gènes) aux « faux jumeaux » (qui ne partagent, eux, qu'environ 50 % de leurs gènes). Ces études indiquent que si l'un des deux souffre de schizophrénie, les vrais jumeaux ont un risque nettement plus élevé d'être atteints (environ 40 à 50 %) que les faux jumeaux (10 à 15 %).

Au total, on estime que l'héritabilité de la schizophrénie est d'au moins 80 %, c'est-à-dire que 80 % des causes de la maladie seraient dues à des facteurs qui se transmettent dans les familles à risque, et que l'on n'a jusqu'à présent pas pu identifier clairement. Il semble cependant que l'héritabilité puisse bien mieux s'expliquer en terme de fragilité (ou vulnérabilité) génétique aux facteurs environnementaux.

Il est à noter que dans une récente enquête sur les maladies mentales, 1 % des Français ont répondu qu'ils pensaient que la schizophrénie était contagieuse. Rappelons donc qu'il n'en est rien : héréditaire peut-être, contagieuse, sans doute pas !

11 La schizophrénie est-elle une « maladie des neurotransmetteurs » ?

La schizophrénie est une maladie plurifactorielle de causes encore mal connues.

Il existe une théorie de compréhension des mécanismes de la schizophrénie qui repose sur l'hypothèse dite « neurobiologique » d'un dysfonctionnement des neurotransmetteurs à l'origine des symptômes.

Trois grands types de neurotransmetteurs cérébraux ont été impliqués : la dopamine, la sérotonine et le glutamate.

La *dopamine* est un neurotransmetteur bien connu pour son implication dans les circuits neuronaux de la dépendance et du plaisir et qui pourrait jouer un rôle dans la dépression (voir l'ouvrage sur la dépression dans la même collection). Dans la schizophrénie, ce sont dans un premier temps des données pharmacologiques (action des médicaments neuroleptiques et de certaines drogues) qui ont permis d'évoquer cette hypothèse, avant qu'elles ne soient précisées par des études d'imagerie fonctionnelle. De façon simplifiée, il apparaît qu'il existe des régions cérébrales dans lesquelles on constaterait un hyperfonctionnement des neurones dopaminergiques (*voie mésolimbique*) qui serait à l'origine des symptômes délirants. À l'inverse, une baisse de l'activité dopaminergique dans d'autres régions (*voie mésocorticale*) a été mise en lien avec des signes dits « négatifs » de la schizophrénie (voir question sur la symptomatologie négative). Les études les plus récentes impliquent un dysfonctionnement d'une enzyme (qui intervient dans la production de la dopamine), la Catéchol-O-Méthyl-Transférase (COMT), dans les régions pré-frontales (à l'avant du cerveau).

La sérotonine a été moins étudiée mais semble jouer un rôle dans la schizophrénie. Là aussi, il a pu être constaté des régions cérébrales dans lesquelles il existe une modification du nombre et du fonctionnement des récepteurs à ce neurotransmetteur. La sérotonine est par ailleurs un neurotransmetteur très fortement interdépendant avec la dopamine.

Le glutamate a pu être impliqué notamment par l'étude des effets de la kétamine et du NMDA qui sont deux drogues puissantes pouvant provoquer des états aigus proches de certains tableaux de schizophrénie. Le système glutamatergique est altéré notamment dans certaines régions cérébrales (pré-frontale et cingulaire antérieure) chez les patients schizophrènes. Le système glutamatergique est lui aussi très en lien avec le système dopaminergique.

Certains auteurs vont même jusqu'à considérer la schizophrénie comme une « maladie du système dopaminergique » exclusivement. Cependant, s'il est certes possible de constater des modifications de fonctionnement de ces neurotransmetteurs (en particulier la dopamine), le lien causal avec la maladie est difficile à établir. La question non encore résolue est la suivante : ces modifications de neurotransmetteurs constatées sont-elles la cause de la schizophrénie ou déjà une conséquence de la maladie ?

La schizophrénie, une maladie très précoce ? 12

Oui, pour certains auteurs, l'apparition de la maladie serait bien antérieure aux premiers signes cliniquement constatés. On parle ainsi d'une hypothèse étiologique de la schizophrénie dite neuro-développementale. Dans cette hypothèse, la schizophrénie serait une conséquence d'un problème survenu dans la période « périnatale » (lors de la grossesse ou dans les premières heures après la naissance). Les signes cliniques retrouvés plus tard à l'âge adulte résulteraient d'une altération de la maturation du système nerveux central dans la très petite enfance. Ainsi, une anomalie du développement cérébral précoce aurait pour conséquence ultérieure un dysfonctionnement, qui lui-même provoquerait des symptômes de schizophrénie.

De nombreux types d'événements précoces ont ainsi pu être incriminés sans toutefois qu'il existe de déterminisme direct. Il est plus raisonnable de considérer ces événements précoces comme une première agression du système nerveux central qui ne suffit pas à provoquer de schizophrénie mais qui pourrait conférer une fragilité au jeune enfant. D'autres facteurs étiologiques pourraient ensuite se surajouter pour aboutir chez certains individus au développement d'une véritable symptomatologie schizophrénique.

Parmi ces « événements précoces », diverses études épidémiologiques ont permis d'évoquer l'influence de contaminations virales périnatales de la mère ou de l'enfant (en particulier à partir de l'observation d'une variation saisonnière des naissances plutôt hivernales des schizophrènes) ou de traumatismes obstétricaux sur le risque de développement ultérieur de troubles schizophréniques.

13 Existe-t-il des facteurs psychologiques à l'origine de la schizophrénie ?

Oui, des théories psychologiques à l'origine de la schizophrénie ont été proposées en particulier au début du XXe siècle, sous l'impulsion des écoles psychanalytiques.

Freud (1856-1939) décrit initialement la schizophrénie comme une « névrose narcissique », conséquence de troubles des relations objectales (rappelons qu'en psychanalyse l'objet désigne aussi bien un objet qu'une personne). Il fera évoluer ses théories au fil de ses écrits, notamment en abordant un mécanisme de défense psychotique, le déni.

Mélanie Klein (1882-1960) complète ces premiers écrits en précisant que la structure schizophrénique est une lutte contre l'angoisse de morcellement infantile caractérisée par un trouble des mécanismes d'identification (avec un fonctionnement dit « d'identification projective ») : de manière très schématique, le schizophrène est pris entre un désir fusionnel avec l'objet et un vécu intrusif de ce même objet. Le clivage du moi vient compléter les mécanismes de défense psychotiques.

Lacan (1901-1981) introduira ensuite la notion de « forclusion » pour différencier le refoulement psychotique à l'œuvre dans la schizophrénie du refoulement « névrotique » décrit par Freud quelques années plus tôt.

Au final, ces théories psychanalytiques ou psychodynamiques complexes ont été largement critiquées mais elles restent utilisées actuellement et participent à la compréhension de l'origine multifactorielle de la schizophrénie (avec les théories neurobiologiques, neurodéveloppementales et génétiques traitées dans d'autres chapitres du même ouvrage).

Qu'est-ce que la « saillance » ? 14

La saillance est un concept utilisé par le psychiatre anglais Shitij Kapur pour proposer un modèle de compréhension de la schizophrénie qui essaie de concilier les connaissances issues de la biologie, de la pharmacologie, et de la psychologie expérimentale.

Le mot « saillance » vient de l'adjectif « saillant », signifiant « qui est en évidence, qui attire l'attention ». La saillance est donc un processus par lequel les événements et les pensées attirent l'attention, et influencent les comportements qui leur sont associés. Il s'agit donc d'un processus normal, qui permet par exemple de distinguer certains détails au sein d'une image, ou de repérer la voix d'un ami parmi un brouhaha de hall de gare.

Ce processus de saillance serait sous-tendu au niveau biologique par le circuit de la dopamine (voir la question sur les neurotransmetteurs dans la schizophrénie), impliqué dans les phénomènes de récompense, et qui transformerait les stimuli extérieurs, initialement codés comme une perception neutre, en une entité attractive ou répulsive. L'ajout de cette connotation positive ou négative ferait ainsi « ressortir » la perception du reste de son environnement.

Dans le cas de la schizophrénie, la dérégulation du circuit de la dopamine conduirait à attribuer aux perceptions extérieures une saillance anormale. Ainsi, par exemple, les informations délivrées par le présentateur du journal télévisé pourraient prendre une saillance particulière chez le patient souffrant de schizophrénie, qui lui attribuerait alors secondairement un sens (du type « les informations que donne le présentateur télé attirent particulièrement mon attention, elles doivent donc s'adresser spécifiquement à moi, il m'envoie donc à travers les informations un message codé »).

L'utilisation des traitements antipsychotiques limiterait cette saillance et permettrait ainsi aux patients d'avoir moins l'impression qu'un détail de l'environnement est particulièrement important au point de devoir lui donner un sens. Cela expliquerait aussi l'état « d'indifférence particulier » décrit avec les premiers traitements neuroleptiques.

On le voit, il s'agit d'une théorie qui essaie de lier les connaissances biologiques de la maladie avec les symptômes cliniques vécus par les patients. Cette théorie a bien entendu de nombreuses limites et n'a pas prétention à expliquer l'ensemble de la maladie. Mais il s'agit d'un bon exemple de l'évolution de la psychiatrie moderne, qui, au-delà des guerres d'écoles entre théories qui s'affrontent, tente une synthèse entre différents niveaux de compréhension de la maladie.

15 La schizophrénie peut-elle être causée par un virus ?

L'implication d'un virus ou d'une bactérie parmi les facteurs contribuant à développer une schizophrénie est possible. Cependant, ce trouble n'est pas contagieux comme un rhume.

En effet, les études épidémiologiques montrent que les patients souffrant de schizophrénie sont plus souvent nés à la fin de l'hiver ou au début du printemps, sans que l'on sache réellement pourquoi. Cela pourrait indiquer l'effet d'une infection hivernale. Cette influence de la saison de naissance sur le risque de développer une schizophrénie est plus importante à mesure que l'on est né plus au nord, et que les hivers sont plus rigoureux.

Par ailleurs, les infections pendant les deux premiers trimestres de grossesse sont plus fréquentes chez les mères de patients souffrant de schizophrénie. Il s'agit le plus souvent du virus de la grippe, mais d'autres infections virales, comme la rubéole ou la toxoplasmose, auraient également un effet.

Enfin, le fait d'avoir présenté une infection du cerveau pendant la petite enfance augmenterait également le risque de schizophrénie.

Il se pourrait que ces infections déclenchent une réaction dite « auto-immune », c'est-à-dire que les globules blancs qui servent normalement à défendre l'organisme contre les virus et les bactéries se retournent contre l'organisme pour l'attaquer. Cette réaction auto-immune pourrait interférer avec le développement normal du cerveau.

Il existe donc un certain nombre d'arguments pour penser que les infections peuvent jouer un rôle dans le développement de certaines formes de schizophrénie. Il n'existe cependant pas de preuve directe, et la présence d'une infection pendant la grossesse ou la petite enfance n'est pas un facteur nécessaire ni suffisant pour causer une schizophrénie.

16 Le cannabis peut-il déclencher une schizophrénie ?

La question du rôle du cannabis dans la genèse de la schizophrénie est largement débattue actuellement et reste très controversée.

Il est en effet reconnu que les consommateurs de cannabis sont 4 à 5 fois plus nombreux chez les patients souffrant de schizophrénie que dans la population générale. Il importe de rappeler qu'on parle ici de schizophrénie et pas d'états psychotiques aigus dont on sait qu'ils peuvent être déclenchés par des prises de toxiques (voir question correspondante de cet ouvrage). Pour la schizophrénie, la question est de savoir si la consommation de cannabis peut avoir un rôle dans une maladie chronique, bien au-delà des effets immédiats du toxique.

En effet, on peut se demander si la consommation de cannabis est une cause de la schizophrénie ou déjà une conséquence de la maladie (utilisation contre l'angoisse) ? En d'autres termes, consommer du cannabis est-il un facteur de risque de schizophrénie ou en serait-il une automédication ?

Le sujet est particulièrement sensible car emprunt de questions morales et sociétales. D'un point de vue scientifique, les dernières études tendent à montrer que la consommation de cannabis serait un facteur de risque de développer une schizophrénie chez certains patients présentant déjà une vulnérabilité. Ainsi, les patients porteurs d'un certain patrimoine génétique (un allèle particulier de la Catéchol-O-Méthyl-Transférase, COMT) présenteraient une vulnérabilité qui pourrait être « décompensée » par la consommation de cannabis. Cette hypothèse permettrait de mieux comprendre pourquoi certains individus consommateurs de cannabis développent une symptomatologie schizophrénique tandis que d'autres ne basculeront pas vers la maladie. On parle alors d'interaction gène-environnement.

Ainsi, la consommation de cannabis pourrait déclencher une schizophrénie chez les patients préalablement vulnérables pour des raisons génétiques. Il n'est cependant pas rare de constater une consommation chez les patients déjà diagnostiqués schizophrènes. On peut alors penser que cette consommation (au même titre que celle d'autres toxiques) pourrait avoir des effets anxiolytiques recherchés par les patients.

Existe-t-il un gène de la schizophrénie ? 17

Non, à ce jour, il n'a pas été possible d'identifier un gène en particulier à l'origine de la schizophrénie, même si son héritabilité est d'environ 80 % (voir la question correspondante de cet ouvrage). Les moyens de recherche en génétique se sont considérablement développés au cours des vingt dernières années, notamment avec les études à grande échelle dites « pangénomiques ». Ces études cherchent à identifier dans l'ensemble des gènes une variation de l'ADN qui serait plus fréquente chez les sujets malades que chez des sujets sains.

Il est en fait probable que plutôt qu'un seul gène qui serait en majeure partie responsable de la maladie, il existe une multitude de gènes dont chacun augmente faiblement le risque de développer la maladie. Un grand nombre de gènes « candidats » ont ainsi été associés à la schizophrénie, mais il n'a pas été possible de reproduire ces résultats dans d'autres études. On peut tout de même remarquer que parmi les gènes les plus fortement associés à la schizophrénie, un grand nombre sont également mis en cause dans le trouble bipolaire, suggérant que les influences génétiques pour ces deux troubles sont en partie partagées (voir la question correspondante sur un continuum entre ces deux maladies).

Par ailleurs, ces possibles facteurs de risque génétiques pourraient ne conduire à la maladie que sous l'effet de facteurs extérieurs (stress, milieu environnant...), au travers de ce que l'on appelle les « interactions gène-environnement ».

Il est donc probable que la part importante d'héritabilité dans la schizophrénie soit due à un terrain génétique à risque qui contribue à déclencher la maladie sous l'influence d'autres facteurs, psychiques ou environnementaux.

18 Le cerveau des patients souffrant de schizophrénie est-il normal lorsqu'on fait une IRM ?

Au cours des dernières décennies, les progrès de l'imagerie médicale ont permis d'étudier plus précisément le cerveau des patients souffrant de schizophrénie. Les techniques les plus utilisées actuellement reposent sur l'imagerie par résonance magnétique (IRM).

À ce jour, les résultats de cette imagerie « structurale » (c'est-à-dire concernant le volume global du cerveau ou sa morphologie) montrent que le cerveau des patients présenterait une très légère diminution (de l'ordre de 3 %) de volume de matière grise (les corps des neurones) et blanche (les faisceaux des neurones qui les connectent entre eux). Les zones touchées seraient l'hippocampe (centre de la mémoire), l'amygdale (centre de régulation des émotions), le thalamus (filtre de l'information sensitive et siège de la régulation du sommeil) ou encore le cortex préfrontal (fonctions dites supérieures, qui permettent un comportement adapté au contexte). Par ailleurs, les deux hémisphères cérébraux sont normalement asymétriques dans la population générale. Chez les patients souffrant de schizophrénie, cette asymétrie serait moins marquée. Ces anomalies semblent ne pas être spécifiques de la schizophrénie (on en retrouve la plupart dans le trouble bipolaire par exemple), et persisteraient au cours de l'évolution de la maladie.

Il est aussi possible d'étudier le fonctionnement des zones cérébrales par une technique dite d'IRM « fonctionnelle » : on demande à un patient de réaliser une tache intellectuelle et on observe quelles aires (ou zones) cérébrales s'activent. Le résultat le plus robuste est une altération du fonctionnement du cortex préfrontal, dont l'activité serait diminuée chez les patients souffrant de schizophrénie en comparaison à une population contrôle, bien que certaines études retrouvent un résultat inverse. Cette contradiction pourrait être liée au type de tâche étudiée lors de l'expérience. Un dysfonctionnement du cortex préfrontal pourrait expliquer la difficulté des patients à traiter certaines informations.

Ces recherches portent sur un nombre limité de sujets, et dans des conditions expérimentales souvent assez éloignées du quotidien des patients. En extrapoler les conclusions à l'ensemble des patients souffrant de schizophrénie serait donc hasardeux. Cependant, des résultats prometteurs ont récemment été obtenus dans l'utilisation de l'imagerie pour identifier les personnes à risque de développer le trouble, et dans la réponse aux traitements. Dans les années à venir, il est donc possible que l'imagerie devienne un outil complémentaire pour améliorer la fiabilité du diagnostic et optimiser la prise en charge.

19 Est-ce de la faute des patients s'ils souffrent de schizophrénie ?

Non, même si les causes précises de la schizophrénie ne sont pas parfaitement connues. On pense actuellement que la maladie se développe chez un individu qui regroupe un ensemble de conditions « défavorables » (voir les questions sur les causes du trouble) : une vulnérabilité biologique, associée à des facteurs environnementaux et des événements de vie stressants.

Cependant, il peut arriver que les patients ou leur entourage se questionnent sur leur responsabilité dans la survenue de la maladie, malgré notre relative méconnaissance sur ses causes. Il est vrai que certains comportements, souvent jugés négativement d'un point de vue moral par la société, comme les consommations de drogues, la perte d'énergie ou l'irritabilité, sont associés à la schizophrénie. Par exemple, l'usage de toxiques pourrait précipiter l'apparition de la maladie. Il est cependant probable que même en l'absence de drogue, le trouble se serait tôt ou tard déclaré. De plus, il est possible que l'usage de drogues soit déjà pour partie un symptôme de la maladie ou une tentative de diminuer l'angoisse qui lui est liée (voir les questions du même ouvrage traitant de ces sujets).

Il n'y a donc aucun argument scientifique qui permettrait d'affirmer que la survenue de la schizophrénie chez un patient aurait pu être évitée si son comportement avait été différent.

Par ailleurs, les symptômes négatifs comme le repli sur soi ou la perte d'initiative sont à distinguer d'une « faiblesse de caractère » ou d'une hypothétique mauvaise volonté. De même, lors d'un épisode délirant, l'agressivité ou l'angoisse peuvent être difficiles à contrôler pour le patient. Il est donc important d'insister sur le fait que ces comportements sont avant tout un symptôme de la maladie et non leur cause.

Il ne s'agit pas pour autant de déresponsabiliser les patients dans leur prise en charge. Le meilleur moyen d'aider un patient à se soigner est, en plus de la prise des traitements, de s'appuyer avec bienveillance sur ce qui « fonctionne » encore chez lui pour travailler, avec sa participation active, sur les « dysfonctionnements » résultants de la maladie.

J'ai entendu dire que la schizophrénie n'était qu'une invention de la société pour maintenir l'ordre social. Est-ce vrai ? 20

Non, même si au lendemain de la Seconde Guerre mondiale, les psychiatres ont pris conscience des limites et parfois de la violence liées à « l'enfermement des fous » dans les asiles. L'idée que la psychiatrie serait un instrument de pouvoir politique et non une institution médicale a alors donné naissance à un courant de pensée appelé « antipsychiatrie ». Ce courant affirme que les troubles psychiatriques seraient une construction de la société pour contrôler les sujets qui ne « rentreraient pas dans le rang », et qui questionneraient la société par leurs troubles du comportement. Selon cette théorie, la psychiatrie chercherait donc plus à protéger le confort de la société qu'à soigner la personne qui présente les troubles. Parmi les théories de l'antipsychiatrie, il y a aussi l'idée que c'est l'asile qui crée la folie.

Ces théories sont certes nées en réaction à la violence de l'institution asilaire de la fin du XIXe siècle et du début du XXe siècle. Mais en voulant supprimer tous les hôpitaux psychiatriques, ou en niant l'existence même de la maladie mentale, elles sont probablement allées trop loin. Par exemple, la fermeture de la majorité des lits de psychiatrie en Italie a conduit à ce que de nombreux patients se retrouvent livrés à eux-mêmes, sans lieu de vie et sans soins.

Les théories de l'antipsychiatrie sont parfois détournées de leur essence (celle d'un questionnement des pratiques et de la psychiatrie en général) par certains mouvements qui les reprennent pour recruter des membres et échafauder des doctrines. Le risque est de présenter les usagers de la psychiatrie comme des victimes de celle-ci, quitte à nier la souffrance des patients.

S'il est toujours important de questionner la validité des théories et des pratiques psychiatriques, il nous semble qu'il convient de garder une certaine raison et une attitude soignante : un patient souffrant de schizophrénie doit en effet avoir la possibilité de trouver sa place dans la société mais pas aux dépens des soins. L'objectif de la psychiatrie d'aider le patient à retrouver son autonomie ne passe pas par la négation d'une pathologie ou des soins, négation qui semble plus relever d'une forme d'irresponsabilité que d'une quelconque préoccupation du bien-être du patient.

21 Quels sont les symptômes de la schizophrénie ?

Les symptômes de la schizophrénie apparaissent typiquement en fin d'adolescence ou au début de l'âge adulte. Le diagnostic repose sur l'association de plusieurs symptômes de sévérité (ou d'intensité) suffisante, et sur leur persistance durant 1 à 6 mois selon les classifications.

Les principaux signes, qui seront détaillés dans les chapitres suivants, sont regroupés en trois grands groupes : les symptômes dits « positifs » comme les hallucinations et les idées délirantes, les symptômes « négatifs » de type repli, perte d'initiative et d'intérêt, et la « dissociation » qui est une forme de désorganisation de la pensée. D'autres symptômes sont fréquemment associés mais ne font pas partie des critères diagnostics, comme l'angoisse, les troubles cognitifs (troubles de la mémoire ou de la concentration), et des troubles de l'humeur (dépressions ou fluctuations de l'humeur).

Il faut également, pour que le diagnostic de schizophrénie soit posé, exclure la présence d'autres maladies organiques ou psychiatriques qui pourraient expliquer les symptômes.

Typiquement l'évolution de la maladie se caractérise par sa chronicité, avec des épisodes aigus séparés par des rémissions le plus souvent incomplètes.

Si les classifications internationales s'accordent globalement sur les grands signes de la maladie, il existe entre elles quelques différences. Cela illustre que les contours du trouble ne sont pas complètement définis, et qu'il existe par conséquent des formes « limites » difficiles à diagnostiquer.

Existe-t-il différentes formes de schizophrénie ? 22

Oui, plusieurs formes de schizophrénie ont été décrites, selon le type de symptômes qui prédomine. On distingue ainsi la schizophrénie *hébéphrénique, paranoïde, simple, héboïdophrénique, résiduelle* et *catatonique.*

La *forme hébéphrénique* se caractérise surtout par une dissociation ou une désorganisation de la pensée et des comportements. Les hallucinations et les idées délirantes ne sont en général pas au premier plan.

La *forme paranoïde* est définie par une prédominance de symptômes positifs, notamment les idées délirantes (mal structurées et de tonalité le plus souvent persécutive), associées à des hallucinations auditives. Elle touche plus fréquemment les hommes et survient plus tardivement, avec peu de troubles cognitifs ou de l'humeur.

Dans la *schizophrénie simple,* le patient présente surtout une bizarrerie et des symptômes négatifs, comme l'apathie, la perte d'initiative et le repli sur soi, qui apparaissent progressivement et sans que des symptômes positifs soient survenus auparavant.

La *forme héboïdophrénique* est marquée par des comportements de type violents et impulsifs, associés à des symptômes négatifs de repli sur soi.

La *schizophrénie résiduelle* constitue une forme chronique après plusieurs années d'évolution, qui se présente essentiellement par des symptômes négatifs.

La *catatonie,* forme devenue rare, sera traitée à part dans un chapitre de cet ouvrage.

Ces sous-types sont utiles pour caractériser les épisodes aigus. Mais en dehors de la forme paranoïde qui semble plus stable, les épisodes successifs peuvent changer de type au cours de l'évolution chez un même patient. Caractériser une forme de schizophrénie lors d'un épisode aigu ne donne donc que peu d'indication sur le pronostic et le type des éventuels épisodes suivants.

23 Comment la schizophrénie est-elle définie dans les classifications internationales ?

Il existe plusieurs classifications internationales dont les plus couramment utilisées sont la Classification internationale de maladies, (CIM) et le Manuel diagnostique et statistique des troubles mentaux (DSM, pour *Diagnostic and Statistical Manual of Mental Disorders*).

Dans la 10e édition de la CIM (CIM-10), publiée par l'Organisation mondiale de la santé (OMS) en 2006 et actuellement utilisée, la schizophrénie est rattachée au chapitre 5 dit des « troubles mentaux et du comportement ». Plus précisément, elle appartient au sous-groupe « Schizophrénie, troubles schizotypiques et troubles délirants » [codes F20 à F29]. Elle est décrite sous différentes formes (faisant par ailleurs l'objet d'une question de cet ouvrage) : paranoïde [F20.0], hébéphrénique [F20.1], catatonique [F20.2], indifférenciée [F20.3], résiduelle [F20.5], simple [F20.6] ou autres formes [F20.8]. Le trouble schizotypique [F21] et les troubles schizoaffectifs [F25] y sont rattachés. La classification CIM-10 est utilisée pour l'évaluation des actes médicaux en France. Elle est actuellement en cours de révision.

Dans le DSM-IV-TR (4e édition du DSM, révisée en 2000), publié par l'Association Américaine de Psychiatrie (APA), la schizophrénie s'inscrit dans les troubles de « l'axe 1 », troubles dits « cliniques ». Les différents types de schizophrénie y sont là aussi décrits : paranoïde [F20.0], désorganisée [F20.1], catatonique [F20.2], indifférenciée [F20.9], résiduelle [F20.5]. Une 5e version du DSM (DSM-V) est en cours de réalisation, prévue pour 2013.

Il existe un vif débat sur la pertinence de ces classifications internationales : leur objectif était initialement de faciliter la recherche en permettant de s'entendre sur les critères diagnostiques d'un trouble, mais elles sont désormais utilisées quotidiennement par un grand nombre de psychiatres. Il est donc important d'affirmer que c'est en s'appuyant sur des critères les plus fiables et objectifs possibles, mais également sur la part de subjectivité qui existe dans chaque rencontre médecin-malade (le « colloque singulier ») que le diagnostic le plus précis peut être posé.

24 Existe-t-il un continuum entre schizophrénie et trouble bipolaire ?

Il s'agit d'une question très controversée qui n'est à ce jour pas tranchée.

En 1921, le psychiatre allemand Emil Kraeplin formalise le diagnostic de « psychose maniaco-dépressive » (le nom utilisé à l'époque pour désigner le trouble bipolaire), qu'il distingue de la schizophrénie. Depuis, le débat sur l'existence d'un continuum ou d'une discontinuité entre ces deux diagnostics n'a cessé d'exister. Toutes les classifications actuelles distinguent nettement schizophrénie et trouble bipolaire, même si des catégories intermédiaires ont été ajoutées, telle que le « trouble schizo-affectif ». Ce dernier diagnostic s'applique à des patients présentant à la fois des symptômes d'allure schizophrénique et des fluctuations pathologiques de l'humeur (voir question correspondante du même ouvrage).

Le généticien anglais Nick Craddock est un des ardents défenseurs de la théorie du continuum. Des études de familles dans lesquelles un membre était atteint de l'une des deux maladies ont montré une augmentation du risque pour les autres membres de la famille de développer indifféremment l'un ou l'autre des troubles, suggérant des facteurs de risques génétiques communs. On peut également citer le fait que désormais certains traitements dits « antipsychotiques », initialement utilisés uniquement dans la schizophrénie, sont employés pour soigner le trouble bipolaire.

Ces résultats n'impliquent cependant pas que les deux maladies soient identiques : par exemple il existe également des facteurs de risque génétiques distincts pour les deux maladies. Il est probable qu'il existe un chevauchement : d'une part la schizophrénie, de l'autre le trouble bipolaire, et une continuité de formes intermédiaires.

Ces données pourraient nous conduire à considérer les maladies psychiatriques sous un angle nouveau : plutôt que de faire entrer le patient dans une « catégorie » (approche catégorielle), on cherchera à évaluer certaines « dimensions » (approche dimensionnelle), comme le niveau de l'humeur (de triste à euphorique) ou de désorganisation de la pensée.

25 Le trouble schizo-affectif, une approche dimensionnelle de la schizophrénie ?

Décrit depuis le milieu du XXe siècle, le trouble schizo-affectif est une entité clinique individualisée en France sous le nom de schizophrénie dysthymique.

Selon les critères du DSM IV (Manuel diagnostique et statistique de troubles mentaux, détaillé dans la question sur les classifications de cet ouvrage), le trouble schizo-affectif appartient à la catégorie « schizophrénie et autres troubles psychotiques ». Il est défini par la présence simultanée de symptômes de schizophrénie (c'est-à-dire les symptômes dits « positifs » ou « négatifs » décrits dans cet ouvrage) et soit d'un épisode dépressif majeur, soit d'un épisode maniaque, soit d'un épisode mixte de l'humeur. Il s'agit donc d'une entité « intermédiaire » entre trouble bipolaire et schizophrénie.

Selon certaines études, les patients souffrant de trouble schizo-affectif pourraient représenter entre 8 et 10 % des patients souffrant de troubles psychotiques. Ce type de troubles toucherait davantage les femmes que les hommes (deux femmes pour un homme). Enfin, les patients souffrant de troubles schizo-affectifs ont une évolution de leur maladie plus favorable que ceux souffrant de schizophrénie « pure » mais moins bonne que ceux souffrant de trouble bipolaire « pur ».

Certains auteurs (et nous l'avons vu certaines classifications également) font du trouble schizo-affectif une forme de schizophrénie avec des troubles de l'humeur tandis que d'autres le rattachent à un type de trouble bipolaire qui serait caractérisé par une persistance des symptômes psychotiques lors de phases inter-critiques (entre les épisodes aigus). Il semble en réalité plus juste de parler d'un continuum entre la schizophrénie, le trouble schizoaffectif et le trouble bipolaire.

Ce débat vient bousculer la représentation catégorielle de la psychiatrie selon laquelle, en fonction ses symptômes, un patient serait soit atteint de schizophrénie soit de trouble bipolaire (vision dichotomique catégorielle). De nombreux auteurs lui préfèrent l'idée d'un abord dimensionnel des maladies psychiatriques : il existerait des formes intermédiaires qui formeraient un continuum entre deux maladies. Cette question fait l'objet d'un chapitre de cet ouvrage.

Existe-t-il des échelles d'évaluation de la schizophrénie ? 26

Oui, il existe des outils d'aide au diagnostic et à l'évaluation de l'intensité des symptômes.

L'échelle la plus utilisée actuellement et largement traduite en langue française est la PANSS (*Positive And Negative Syndrome Scale*). Il s'agit d'un outil d'hétéro-évaluation (remplie par le soignant au cours d'un entretien semi-structuré) en 30 items. Elle est très utilisée en recherche et parfois en pratique courante. Deux échelles explorant spécifiquement chacune des deux dimensions cliniques de la schizophrénie en sont dérivées : l'échelle d'appréciation des symptômes positifs (*Scale for the Assessment of Positive Symptoms, SAPS*) et l'échelle d'appréciation des symptômes négatifs (*Scale for the Assessment of Negative Symptoms, SANS*). D'autres échelles explorent la symptomatologie schizophrénique mais sont moins spécifiques, comme l'échelle abrégée d'évaluation psychiatrique (*Brief Psychiatric Rating Scale, BPRS*) ou la *Symptom Check-List* en 90 items (SCL-90).

De nombreux autres outils d'évaluation adaptés aux patients schizophrènes et à leurs modes d'expression des symptômes ont été développés. Ils permettent d'évaluer différentes dimensions cliniques comme la dépression, l'anxiété, la qualité de vie, le fonctionnement social ou l'intensité générale de la maladie de façon spécifique chez les patients schizophrènes.

Rappelons que ces échelles ne se substituent pas à l'évaluation clinique, et que le diagnostic de schizophrénie est posé par un spécialiste à partir d'un entretien psychiatrique réalisé avec le patient. Le critère de durée dans le temps de ces signes doit également être pris en compte (voir la question sur la définition du trouble). La multiplicité des tableaux cliniques de la schizophrénie en fait un diagnostic parfois difficile à poser, nécessitant la répétition des observations médicales dans le temps.

27 Existe-t-il un test diagnostique pour la schizophrénie ?

Non, malgré les progrès dans le domaine de la biologie (génétique, pharmacologie, imagerie…) et de la psychologie (étude des processus de pensée, du comportement, des émotions…), il n'existe pas à ce jour de test diagnostique fiable de la schizophrénie.

Le diagnostic reste entièrement fondé sur l'examen clinique et notamment l'entretien du médecin spécialiste avec le patient, en s'appuyant sur l'histoire familiale (antécédents de schizophrénie, trouble bipolaire, ou dépressif), la chronologie d'apparition et la nature des symptômes. Des examens complémentaires comme une prise de sang, un scanner ou une IRM du cerveau peuvent être utilisés dans la démarche diagnostique, mais surtout pour exclure une autre maladie qui pourrait expliquer les symptômes présentés par le patient (on parle alors de « diagnostic différentiel », traité dans une autre question de cet ouvrage).

Le diagnostic s'appuie sur un certain nombre de critères (délire, hallucinations, durée, etc.), décrits dans la Classification internationale des maladies (CIM) de l'Organisation mondiale de la santé (OMS), ou le Manuel diagnostique et statistique des maladies mentales (DSM) de l'Association américaine de psychiatrie (APA). Ces critères diagnostiques sont eux-mêmes loin d'être parfaits car souvent trop réducteurs, mais ont l'avantage de permettre de parler un langage commun pour décrire le trouble, et donc d'établir une base commune pour pouvoir échanger des informations entre médecins, chercheurs, patients et familles.

Au total, c'est donc en s'appuyant sur des données objectives, mais également sur la part de subjectivité qui existe dans chaque rencontre médecin-malade (le « colloque singulier ») que le diagnostic le plus précis peut être posé.

28 Comment définir la normalité d'une émotion ou d'un comportement ?

En sciences « dures », la notion de normalité n'existe pas. Les atomes suivent la loi physique qui décrit leur comportement, sans qu'une valeur positive ou négative soit attribuée à ce comportement. Au contraire, en médecine, on distingue ce qui est normal (un cœur dit « sain » par exemple) de ce qui ne l'est pas (un cœur dont les artères se bouchent). Une valeur « positive » ou « négative » est donc associée aux phénomènes décrits. C'est ainsi qu'en médecine en général, et en psychiatrie en particulier, les diagnostics s'appuient sur la notion de « normalité » : est normal (valeur positive) d'un point de vue médical ce qui permet la vie, est anormal (valeur négative) ce qui conduit au handicap ou à la mort.

Ainsi, dans la schizophrénie, un des critères diagnostiques est un comportement anormalement désorganisé. Le problème ne se pose guère si le comportement est manifestement bizarre ou inapproprié, mais peut être plus difficile à résoudre dans bon nombre de cas où la désorganisation est moins franche.

Comment alors déterminer qu'un comportement est anormal ? Cette évaluation repose non seulement sur le comportement en lui-même, mais aussi sur l'interaction entre l'individu et son environnement. Ainsi, le comportement sera anormal s'il est inadapté aux circonstances de façon durable, et s'il a un retentissement sur le fonctionnement du sujet. On voit donc que cette estimation relève de la subjectivité du patient et de la personne qui évalue le comportement, et du contexte dans lequel ils se trouvent.

Ainsi, il est impossible de définir chez un sujet une humeur ou un comportement comme « anormaux » sans les intégrer dans leurs contextes et sans tenir compte de leurs conséquences sur le sujet et son environnement.

29 Existe-t-il des « signes annonciateurs » de la schizophrénie ?

Rédigé avec la collaboration du Dr Abilchamat.

Oui, depuis quelques années, on considère qu'il existe des prodromes de la schizophrénie. On appelle « prodromes » les troubles discrets et progressifs qui surviennent avant les troubles francs permettant de poser le diagnostic de maladie. Ils sont donc, par définition, invariablement suivis de la maladie. La difficulté réside dans le fait d'identifier ces prodromes encore non caractéristiques d'une maladie et de les rattacher à une possible évolution vers une schizophrénie.

Les principales études montrent en effet que près de la moitié des futurs patients diagnostiqués « schizophrènes » présentent des troubles du comportement et de l'adaptation dans la dizaine d'années précédant la première hospitalisation. Il est possible de regrouper les différents symptômes prodromiques en trois grandes catégories : les troubles du comportement (à type de retrait social en particulier), les symptômes dits « neurotoniques » (anxiété, humeur dépressive, irritabilité, etc.) et les troubles cognitifs. Ces symptômes ne sont pas spécifiques (ils peuvent également être une manifestation de « crise d'adolescence ou de dépression par exemple) et ils ne sont pas prédictifs avec certitude de survenue d'une schizophrénie. En particulier, un individu qui présente des symptômes semblables aux prodromes schizophréniques peut ne pas développer la maladie.

Le dépistage des prodromes de schizophrénie est ainsi difficile et, en l'état actuel des connaissances, il n'est pas recommandé de traiter par des antipsychotiques des signes prodromiques. En effet, ces traitements ont des effets secondaires non négligeables et il n'est pas légitime de traiter *a priori* des signes qui peuvent très bien ne pas évoluer vers une schizophrénie. Le risque serait alors de traiter par excès des individus non malades. En revanche, l'identification de signes prodromiques chez un individu est fondamentale pour permettre d'accompagner le sujet et de surveiller avec lui le risque d'apparition d'une schizophrénie, qui pourrait alors être traitée précocement (et donc avec une meilleure efficacité). Au stade de prodromes, d'autres interventions thérapeutiques peuvent être proposées aux patients demandeurs de soins (type psychoéducation, psychothérapies, etc.).

30 Qu'est-ce qu'une hallucination ?

Une hallucination est définie comme une perception sensorielle (auditive, gustative, etc.) sans objet réel à percevoir.

On distingue différents types d'hallucinations en fonction du mode sensoriel impliqué : auditives (bruits), acoustico-verbales (voix extérieures au sujet), ou intrapsychiques (voix intérieures), visuelles, cénesthésiques (sensation d'être touché, ou de mouvements à l'intérieur du corps), gustatives et olfactives (liées à l'odorat). Elles peuvent être quasi constantes ou au contraire épisodiques et de courte durée.

La présence d'hallucinations est un des critères diagnostiques typiques de la schizophrénie. Les hallucinations acoustico-verbales sont les plus fréquentes (70 % des patients), et leur contenu est le plus souvent de tonalité négative (accusations, critiques ou menaces par exemple). Ces hallucinations ont le plus souvent une répercussion sur les autres symptômes, car elles peuvent générer une angoisse, ou influencer voire induire des idées délirantes. Il peut arriver que les patients ne décrivent pas l'existence d'hallucinations, parce que celles-ci leur interdisent d'en parler, par peur de stigmatisation, ou simplement parce que les patients n'identifient pas leurs hallucinations comme étant un phénomène pathologique. Dans ces cas, il est fréquent d'observer des « attitudes d'écoute » : le patient prend des postures ou interrompt son discours comme pour écouter une personne (imaginaire) qui lui parlerait.

Le sens commun identifie les hallucinations à la pathologie mentale, mais il semblerait qu'il s'agisse de manifestations courantes : une large étude menée au Royaume-Uni, en Allemagne et en Italie a montré que 27 % de la population présenterait ce symptôme à un moment de sa vie. Les hallucinations « hypnagogiques » (qui surviennent le matin au réveil) sont par exemple un phénomène courant et si elles sont isolées, ne sont pas forcément le signe d'un trouble particulier. Les hallucinations peuvent également avoir d'autres causes que la schizophrénie, et peuvent être secondaires à différents types de souffrance du cerveau (telles que la fièvre ou une infection, ou un problème neurologique).

31 Qu'est-ce que le délire ?

Définir le délire n'est pas une chose simple. Selon le dictionnaire *Petit Larousse*, il s'agit « d'un trouble psychique caractérisé par des idées en opposition manifeste avec la réalité ou le bon sens et entraînant la conviction du sujet (ou de la personne) ». Toute croyance erronée n'est évidemment pas une idée délirante, et ce qui caractérise le délire est donc non seulement son contenu, mais aussi comment celui-ci s'intègre dans le système de pensée de l'individu.

Le délire fait partie des critères diagnostiques de la schizophrénie et en est un symptôme fréquent : plus de 70 % des patients présentent des idées délirantes à un moment de la maladie.

Le délire peut être décrit par un ensemble de caractéristiques : thème, mécanisme, organisation, adhésion et durée. Parmi les thèmes, on peut identifier des idées mégalomaniaques ou de grandeur, mystiques, de persécution, ou encore passionnelles (jalousie, érotomanie, c'est-à-dire certitude d'être aimé par l'autre), un syndrome « d'influence » (idée que le patient est sous l'emprise d'une force extérieure qui influence ses pensées ou ses actes), ou des idées de référence (le patient croit que les paroles ou signes extérieurs s'adressent systématiquement à lui, par exemple que le présentateur télé s'adresse à lui spécifiquement).

Le mécanisme peut être imaginatif ou intuitif (sans élément de réalité), interprétatif (interprétation univoque erronée de la réalité), ou hallucinatoire. Enfin, on porte également attention à l'organisation plus ou moins structurée (la « crédibilité ») du délire, sa durée et l'adhésion que le patient lui porte (capacité à critiquer le délire ou à « prendre de la distance » avec les éléments délirants). Le plus souvent, la conviction délirante est très forte lors des épisodes aigus, et a un retentissement émotionnel intense. Lorsque le trouble est stabilisé et qu'il persiste des idées délirantes, il est possible qu'apparaisse une critique de ce délire.

Le délire peut être le symptôme d'autres troubles psychiatriques (trouble bipolaire en phase aiguë notamment) ou organiques.

32 Qu'est-ce que l'automatisme mental ?

L'automatisme mental est l'impression pour le sujet qu'il n'est plus maître de son psychisme, que ses pensées lui sont imposées ou ne lui appartiennent plus totalement, et que son esprit fonctionne de façon « automatique ». Il s'agit d'un syndrome initialement décrit par un psychiatre français, Gaëtan de Clérambault, au début du XXe siècle. Ce concept est essentiellement utilisé par la psychiatrie française et n'est pas retrouvé pas dans les classifications internationales, même si certaines descriptions du Manuel diagnostique et statistique (DSM) américain peuvent correspondre à l'automatisme mental.

On distingue le petit et le grand automatisme mental. Le petit automatisme mental est dit « idéo-verbal », et comporte des phénomènes comme l'impression d'un écho de la pensée, d'un vol de la pensée avec des commentaires intrapsychiques, et le sentiment que les pensées peuvent être entendues ou devinées par autrui. Le petit automatisme mental comporte aussi le sentiment de pensées imposées ou automatiques : les pensées viennent à l'esprit du patient sans que celui-ci ait l'impression de pouvoir les contrôler.

Le grand automatisme mental est dit « triple », car il associe au petit automatisme mental (idéo-verbal) des phénomènes moteurs et sensoriels. L'idée est la même que dans le petit automatisme : les mouvements, paroles ou perceptions sensorielles ne sont plus le fait du patient mais d'éléments qui lui sont extérieurs : gestes imposées ou devinés par anticipation par autrui, voire hallucinations « psychomotrices verbales » (c'est-à-dire que le patient à l'impression d'entendre un autre parler par sa bouche).

Le petit, et plus encore le grand automatisme mental ont pour conséquence une grande angoisse chez les patients, et une impression de dépersonnalisation ou de déréalisation (voir les chapitres consacrés à ces questions dans cet ouvrage).

33 Qu'est-ce que le syndrome dissociatif ?

Le syndrome dissociatif, ou dissociation, est une rupture de l'unité des fonctions psychiques, c'est-à-dire une perte de la cohérence dans les domaines de la pensée, des affects et des comportements. Il s'agit d'un des critères diagnostiques majeurs de la schizophrénie. Les classifications internationales lui préfèrent le terme de désorganisation.

Le terme de discordance est parfois employé pour désigner les incohérences secondaires à la dissociation, l'impression de décalage, comme des rires inappropriés par rapport au contenu du discours.

La dissociation peut toucher presque n'importe quel type de comportement ou processus de pensée. Les *troubles du cours de la pensée* se manifestent par un flou, une incohérence ou une discontinuité du discours, des « barrages » (arrêt brutal du discours et du cours de la pensée puis reprise), et un phénomène de « fading » (ralentissement du discours et diminution du volume de la voix). Le langage peut également être perturbé, avec l'utilisation de mots qui n'existent pas (néologismes), pouvant aller jusqu'à la « schizophasie », lorsque l'ensemble du discours devient incompréhensible. La logique est également affectée, avec l'apparition d'une « pensée magique » (croyance qu'une idée, aussi irréaliste soit-elle, peut se réaliser par le simple fait de l'avoir pensée), d'une pensée pseudo-logique et d'un rationalisme morbide (pensée d'apparence logique dans sa construction mais qui n'est aucunement ancrée dans la réalité).

Au niveau *affectif,* la dissociation se manifeste par une indifférence, une froideur ou des réactions émotionnelles inappropriées, comme des rires en parlant d'événements dramatiques, ou des rires immotivés (le patient se met à rire sans raison apparente).

Sur le plan *comportemental,* on observe des actes bizarres, des stéréotypies (répétitions de mouvements identiques et inutiles) ou un maniérisme (gestes maniérés).

L'ensemble de ces signes donne une impression de bizarrerie, un sentiment d'impénétrabilité du discours, voire d'« inquiétante étrangeté » (pour reprendre une expression de Freud).

Que sont la dépersonnalisation et la déréalisation ? 34

La dépersonnalisation est un sentiment de détachement de soi-même. Ainsi, le patient a l'impression de ne pas être lui-même, un sentiment de dédoublement ou de vide intérieur. Il peut décrire qu'il se sent comme dans un rêve, en train de s'observer lui-même, et a l'impression qu'il ne peut pas contrôler ses actes.

Selon la Classification internationale des maladies (CIM-10), la déréalisation est l'impression que les objets, les personnes, ou l'environnement sont irréels, distants, artificiels, sans couleurs ou sans vie.

Dépersonnalisation et déréalisation sont classiquement rattachées à la schizophrénie, d'autant plus qu'ils s'accompagnent d'un sentiment d'étrangeté. Cependant, la dépersonnalisation et la déréalisation sont des symptômes qui peuvent également se rencontrer dans les troubles anxieux, l'épilepsie, la migraine, l'usage de drogues, après un traumatisme crânien, ainsi que dans la population générale, notamment en réaction à un stress intense.

L'association dépersonnalisation-déréalisation, lorsqu'elle est présente de manière chronique et que le patient a conscience du caractère anormal de ce phénomène, constitue un trouble à part entière : le syndrome de dépersonnalisation-déréalisation.

35 Qu'appelle-t-on « symptômes négatifs » ?

En pratique clinique, il est courant de faire la distinction entre deux types de symptômes de la schizophrénie : les symptômes dits « positifs » et ceux dits « négatifs ».

Les symptômes « positifs » ou « productifs » regroupent les éléments délirants, les hallucinations, les troubles du cours de la pensée et l'angoisse notamment (traités dans d'autres questions).

On appelle symptômes « déficitaires » ou « négatifs » les signes cliniques qui étaient autrefois regroupés sous l'expression « repli pseudo-autistique ». Par opposition aux symptômes positifs, ils sont associés à une altération de certaines fonctions. Parmi ceux-ci on retrouve notamment *l'émoussement affectif* (pauvreté des émotions et des sentiments), l'*apathie* (état d'indifférence se traduisant par une diminution de l'initiative et de l'activité), l'*apragmatisme* (incapacité à réaliser les actes de la vie quotidienne), la *tendance au retrait social* et le *ralentissement psychomoteur* (diminution du flux des idées et des mouvements).

On associe ces symptômes négatifs aux altérations des processus de pensée observées dans le trouble schizophrénique. Ils sont directement liés à la maladie. Il faut les distinguer des « symptômes négatifs secondaires » aux traitements ou aux symptômes positifs, comme un délire trop présent qui empêcherait le patient de fixer son attention sur la réalisation de tâches.

Bien moins « bruyants » que les symptômes positifs, les symptômes négatifs sont à l'origine d'un handicap fonctionnel majeur chez les patients et sont un enjeu majeur du traitement de la schizophrénie.

L'angoisse est-elle un signe de schizophrénie ? 36

La schizophrénie s'accompagne de signes qui ne lui sont pas spécifiques et qui se retrouvent dans d'autres troubles. L'anxiété et les angoisses en sont une illustration et réclament une attention particulière tant au niveau de la démarche diagnostique (faire la part avec d'autres troubles) que thérapeutique (choix des traitements spécifiques).

On définit l'anxiété et l'angoisse comme un état qui se traduit par une *tension psychologique* (en rapport avec des sentiments émotionnels négatifs et qui peuvent s'accompagner de craintes, de ruminations ou d'attentes négatives) et des *signes physiques dits « neurovégétatifs »* (sueur, tremblement, difficultés respiratoires, sensation d'oppression thoracique, voire douleurs, tachycardie, tensions musculaires, nausées, vomissements, vertiges, etc.).

Cette symptomatologie peut être envahissante au point de perturber le sujet lorsqu'il ne parvient plus à la maîtriser. Elle va d'une part provoquer des troubles de la concentration, de l'attention et de la mémoire qui ont un impact direct sur son fonctionnement et d'autre part se traduire sur le plan comportemental par des états d'inhibition (le sujet ne peut plus agir correctement) ou de désorganisation de la pensée et des actes.

L'angoisse dite « psychotique », massive, est un élément clinique fondamental dans la symptomatologie de la schizophrénie. Presque toujours présente, elle est souvent difficile à gérer par les patients et parfois transmise à l'entourage. L'angoisse est très liée (comme cause et comme conséquence) au délire, aux hallucinations, à la dissociation et à l'ambivalence.

Elle constitue une cible de choix des traitements et devra toujours chercher à être apaisée (physiquement et par les traitements) notamment lors des phases aiguës.

37 Les patients souffrant de schizophrénie présentent-ils des troubles du comportement ?

Oui, selon la forme de la maladie, leur état et leurs symptômes, les patients souffrant de schizophrénie peuvent présenter des troubles du comportement variables.

On peut distinguer les troubles du comportement liés aux symptômes négatifs, et en particulier à la dissociation, de ceux présentés lors des phases délirantes aiguës.

Les troubles du comportement liés à la *dissociation* peuvent par exemple être un certain maniérisme, des sortes de « grimaces » (appelées paramimies, échomimies), des mouvements désorganisés ou parfois une agitation. On retrouve également des comportements associés aux *symptômes négatifs* comme le fait de rester au lit pendant la journée (appelé « clinophilie »), la stupeur (immobilité physique) ou le mutisme (absence de parole).

D'autres troubles du comportement sont essentiellement retrouvés lors des *phases aiguës* délirantes ou avec des hallucinations. Ils sont très variables et dépendant des thématiques des délires ou des hallucinations : on peut citer par exemple certains actes suicidaires ou auto-agressifs (comme certaines auto-mutilations), le fait de parler « seul » (en réalité, il arrive que le patient délirant ayant des hallucinations communique avec celles-ci), le fait de tenir des propos incompréhensibles ou d'avoir des comportements « décalés » (comme une errance, une tenue inadaptée par exemple).

Il ne faut pas oublier les troubles du comportement liés aux *effets secondaires* de certains traitements comme par exemple des tremblements, une rigidité musculaire (responsables d'une attitude figée) ou des « tics » (appelés dyskinésies tardives).

Ainsi, ces troubles du comportement sont relativement rares et s'expriment surtout lors de phases aiguës dites de décompensation. Cependant, bruyants et constituant parfois des troubles à l'ordre public, ils participent fortement à la stigmatisation des patients souffrant de schizophrénie.

Qu'est-ce que la catatonie ? 38

La catatonie est définie par l'association de comportements anormaux tels que l'immobilité, le maintien prolongé de postures singulières, la raideur musculaire, l'imitation des mouvements (échopraxie) et des phrases (écholalie) d'autres personnes, l'absence de parole (mutisme) ou le fait de s'exprimer par des murmures incompréhensibles. C'est une des complications qui peut survenir au cours de la schizophrénie.

Elle était relativement fréquente au XIXe siècle, mais est devenue bien plus rare depuis la seconde moitié du XXe siècle, probablement grâce à la découverte et à l'utilisation des traitements médicamenteux en psychiatrie.

La catatonie peut survenir au cours d'un épisode aigu de la schizophrénie, ou être une de ses formes évolutives. Exceptionnellement mortelle, son pronostic sous traitement anxiolytique à fortes doses (benzodiazépines) ou électroconvulsivothérapie reste relativement favorable. Étant donné la sévérité des troubles comportementaux, une hospitalisation est toujours nécessaire.

La catatonie n'est pas spécifique de la schizophrénie. On la rencontre en effet dans 7 à 17 % des troubles mentaux aigus comme les troubles de l'humeur et les troubles mentaux d'origine organique, en plus de la schizophrénie. Elle constitue donc un syndrome à part dans le champ de la psychiatrie, et malgré les nombreuses hypothèses formulées, sa cause reste à ce jour mal connue.

39 Le sommeil des patients qui souffrent de schizophrénie est-il perturbé ?

Oui, les patients souffrant de schizophrénie présentent fréquemment des troubles du sommeil, en particulier une difficulté à initier ou à maintenir le sommeil sans se réveiller au cours de la nuit. Un sommeil perturbé est présent chez plus de 50 % des patients, et constitue un des signes précédant l'apparition des symptômes classiques de la maladie. Ces troubles du sommeil semblent rester stables au cours de l'évolution, et sont probablement à la fois un symptôme, une conséquence, et un facteur d'entretien de la maladie.

La mesure objective du sommeil se fait par une nuit d'enregistrement en milieu hospitalier (polysomnographie). Dans la schizophrénie, la durée d'endormissement et le nombre de réveils pendant la nuit sont augmentés, tandis que le temps passé au lit ainsi que l'efficacité du sommeil (le rapport entre la durée de sommeil et le temps passé au lit) sont diminués. L'architecture du sommeil serait elle aussi modifiée, avec des perturbations du sommeil lent profond (le sommeil récupérateur) et du sommeil paradoxal (le sommeil du rêve). L'intensité de ces perturbations serait corrélée à la sévérité de la maladie (notamment la sévérité des symptômes positifs, négatifs et cognitifs), à son pronostic, et à l'impact qu'elle a sur la qualité de vie des patients.

La plupart des traitements neuroleptiques et antipsychotiques ont un effet favorable sur la durée et l'efficacité du sommeil, soit par un effet direct sur le sommeil, soit de manière indirecte en diminuant le stress lié aux symptômes de la schizophrénie.

40 Les patients atteints de schizophrénie souffrent-ils de troubles cognitifs ?

Oui, de façon plus ou moins sévère selon les types de schizophrénie.

On décrit classiquement deux catégories de symptômes dans la schizophrénie : « positifs » et « négatifs » (voir question correspondante de cet ouvrage). Parmi les symptômes négatifs, il existe des troubles cognitifs. On appelle « fonctions cognitives » l'ensemble des processus intellectuels qui aboutissent à la connaissance. Ces différentes fonctions jouent un rôle notamment dans l'apprentissage mais aussi dans la planification et la réalisation d'actions plus ou moins complexes de la vie quotidienne.

Si l'étude et la caractérisation des troubles cognitifs chez les patients souffrant de schizophrénie sont relativement récentes, le psychiatre allemand Emil Kraepelin parlait déjà à la fin du XIXe siècle de « démence précoce » pour désigner la schizophrénie. Des études chez les patients souffrant de schizophrénie suggèrent que les troubles cognitifs seraient présents bien avant l'expression de symptômes positifs et, dans certaines formes cliniques, avant même l'établissement du diagnostic, notamment à l'adolescence.

Les patients atteints de schizophrénie montrent, lors de la réalisation de tâches, en comparaison avec des sujets « témoins » (non schizophrènes), des déficits des fonctions exécutives, de l'attention, de la mémorisation et du langage. Les conséquences en sont des modifications du fonctionnement social (au sens large), de la reconnaissance des visages, de la réalisation d'action complexes, de la compréhension des émotions, etc.

Les troubles cognitifs des patients souffrant de schizophrénie, longtemps négligés ou mal connus, sont en réalité au premier plan des difficultés des patients dans leur quotidien et aggravent lourdement le pronostic de la maladie. Les traitements médicamenteux actuellement disponibles ne sont que peu efficaces sur cette dimension cognitive et certains l'aggravent même. C'est sur ces constats qu'ont été développées de nouvelles formes de psychothérapies comme la remédiation cognitive ou l'entraînement aux habiletés sociales (faisant l'objet de questions de cet ouvrage).

41 Un patient souffrant de schizophrénie peut-il présenter un état dépressif ?

Oui, et il n'est pas rare de constater une symptomatologie dépressive chez les patients schizophrènes.

Parfois, cet épisode dépressif peut même être inaugural de la maladie (ou du moins révéler des difficultés plus profondes). Dans ce cas, l'épisode dépressif est souvent marqué par des « atypicités ». On appelle « atypicités » les signes qui ne correspondent pas à la clinique et à l'évolution habituelle d'une dépression (voir ouvrage correspondant). C'est en particulier l'évolution de la symptomatologie dépressive sous traitement qui attirera l'attention du spécialiste et débouchera sur une observation plus longue du patient.

Malheureusement, les symptômes dépressifs des patients souffrant de schizophrénie sont souvent négligés, parfois masqués par une clinique schizophrénique plus « bruyante » (troubles du comportement par exemple) ou rattachés, à tort, à la symptomatologie « négative » de la maladie. En effet, le ralentissement psychomoteur, l'apragmatisme, le manque d'envie, les troubles de la concentration sont par exemple des signes communs à la dépression et à la schizophrénie. Leur identification pose souvent problème, surtout après un épisode aigu, ce d'autant qu'ils peuvent être également confondus avec des effets secondaires de certains médicaments. Un retard diagnostic ou une méconnaissance de la dépression sont fréquents chez les patients souffrant de schizophrénie, avec des conséquences graves pour la prise en charge et la qualité de vie. En particulier, ces patients ont un risque important de mortalité par suicide, lui-même parfois lié à des éléments dépressifs.

Ainsi, non seulement la dépression du patient souffrant de schizophrénie est possible, mais elle est même fréquente et trop souvent sous-évaluée. Il importe donc d'attirer l'attention des médecins participant à la prise en charge de ces patients afin de ne pas méconnaître une éventuelle dépression et de pouvoir la traiter à temps.

42 Qu'est-ce que la schizotypie, la schizoïdie ?

La schizotypie et la schizoïdie, ou respectivement la personnalité schizotypique et schizoïde, sont des troubles de la personnalité. Selon l'Organisation mondiale de la santé (OMS), un trouble de la personnalité est l'ensemble des « modalités de comportement profondément enracinées et durables consistant en des réactions inflexibles à des situations personnelles et sociales de nature très variée. Ils représentent des déviations extrêmes ou significatives des perceptions, des pensées, des sensations et particulièrement des relations avec autrui par rapport à celles d'un individu moyen d'une culture donnée. » À la différence des autres troubles psychiatriques, les troubles de la personnalité sont stables dans le temps.

La personnalité schizotypique se caractérise par des croyances bizarres, des idées de référence (voir la question sur le délire dans cet ouvrage), des perceptions inhabituelles, un discours et des idées étranges et vagues, un comportement excentrique. Les relations sont pauvres et les sujets ont ainsi tendance à s'isoler sur le plan social.

La personnalité schizoïde a pour signes une pauvreté des relations affectives, un tempérament solitaire, une froideur et un émoussement affectif, et une perte des envies (aboulie).

Ces deux types de personnalités sont relativement proches, et sont regroupés avec la personnalité paranoïaque (orgueil, méfiance et fausseté du jugement) au sein de ce que l'on appelle le « cluster A » des troubles de la personnalité.

Les membres de la famille d'un patient souffrant de schizophrénie ont deux à quatre fois plus de risques de présenter un trouble de la personnalité de type schizotypique ou schizoïde que la population générale. Ces troubles de la personnalité ressemblent à des formes « atténuées » de schizophrénie, sans symptômes francs, conduisant à un moindre retentissement, et évoluant de façon stable dans le temps et non par poussées. Il peut cependant arriver que ces troubles évoluent vers une schizophrénie.

43 *Qu'est-ce que « l'insight » ?*

En anglais, le terme « *insight* » signifie « perspicacité », « aperçu ». En psychiatrie, ce concept correspond à la capacité d'un patient à prendre conscience de ses symptômes, de leurs conséquences, et de la nécessité d'un traitement. Le niveau d'insight est en partie influencé par l'environnement culturel et social du patient.

Le Manuel statistique et diagnostique (DSM) de l'Association américaine de psychiatrie (APA) considère qu'un faible insight est une caractéristique associée à la schizophrénie, même s'il ne constitue pas un critère diagnostic de la maladie.

Un insight élevé est associé avec une bonne observance des traitements lors d'épisodes aigus, mais ce n'est pas le cas à long terme et l'impact de l'insight sur la sévérité des symptômes de la schizophrénie n'est pas clair. Il semblerait qu'un insight plus élevé conduise à une meilleure amélioration du fonctionnement du patient mais aussi à une tendance à présenter plus de symptômes dépressifs. En effet, un niveau d'insight élevé conduirait le patient à se rendre compte de ses symptômes et de leurs conséquences, ce qui renforcerait sa souffrance à court terme. À plus long terme, un insight élevé permet cependant au patient de mieux gérer sa maladie et donc de développer des stratégies qui lui permettent de mieux vivre en présence de symptômes, conduisant à un meilleur fonctionnement global.

Pour améliorer l'insight, deux types de psychothérapies ont été proposés : les thérapies cognitives et comportementales (TCC), qui insistent sur la reconnaissance des symptômes et leur gestion au quotidien, et la métacognition. Cette dernière s'inspire des TCC et aide le patient à identifier ses idées délirantes, à évaluer les processus de pensée qui les sous-tendent, et à développer des hypothèses alternatives. À ce jour, cette thérapie a été peu évaluée, et n'est pas encore répandue en France.

Rédigé avec la collaboration du Dr de Montchenu.

Oui, même si la schizophrénie de l'enfant ou schizophrénie à début très précoce est une maladie rare et mal connue qui concernerait environ 0,05 % des enfants de moins de 14 ans.

Ce trouble s'installe le plus souvent de manière insidieuse et progressive. Plus rarement il peut apparaître brutalement après un développement de l'enfant jusque-là « normal ». Des symptômes prémorbides et des prodromes sont parfois retrouvés : ce sont des signes avant-coureurs de la maladie qui existent parfois depuis le plus jeune âge de l'enfant. On peut citer par exemple un retard de développement ou une régression des acquis, notamment dans le domaine du langage : l'enfant cesse de parler, son langage devient désorganisé, il invente des mots. Sur le plan intellectuel, on observe parfois un appauvrissement brutal qui peut se prolonger dans la durée. L'enfant peut présenter des attitudes bizarres en réponse aux sollicitations de l'entourage (notamment une attitude de retrait affectif), ainsi que des humeurs changeantes et des comportements qui peuvent se révéler inadaptés et violents. Des hallucinations auditives sont quelque fois constatées avec parfois des idées délirantes très angoissantes (par exemple des idées étranges centrées sur le corps de l'enfant, des idées de persécution par les autres). Ces idées « bizarres », souvent remarquées par l'entourage, peuvent être normales (monstres, fantômes...), et doivent donc être interprétées en regard de l'âge de l'enfant et de son niveau de développement. En effet, il est souvent difficile de faire la distinction entre l'imagination débordante des enfants et les idées réellement délirantes ou hallucinatoires. Le risque étant de porter à tort un diagnostic de schizophrénie avec de graves conséquences pour l'enfant et sa famille.

Le pronostic est très variable et dépend de chaque enfant. Certains sont scolarisés avec toutefois des difficultés d'adaptation psychosociale variables, d'autres nécessitent une prise en charge spécifique. Une évolution vers la chronicité est à craindre (schizophrénie, trouble schizoaffectif) avec, comme pour la schizophrénie de l'adulte, une mortalité précoce (décès par accident, par suicide, etc.).

On l'a compris, la schizophrénie de l'enfant est un diagnostic délicat à poser, nécessitant souvent un temps d'observation. Un séjour en milieu spécialisé peut être proposé afin d'étayer le diagnostic et d'adapter au mieux la prise en charge psychologique, sociale et parfois médicamenteuse. Un accompagnement psychologique de l'enfant et de sa famille est essentiel. Un aménagement scolaire peut être proposé afin de prévenir les difficultés à venir et de favoriser l'insertion à long terme.

45 Peut-on souffrir de schizophrénie à l'adolescence ?

Rédigé avec la collaboration du Dr de Montchenu.

Oui, la schizophrénie est une maladie qui peut débuter à l'adolescence.

L'adolescence est une période de vie pendant laquelle s'opèrent de nombreux changements psychologiques et physiques. Elle est marquée par une certaine instabilité : de l'image de soi, des autres, des investissements, des comportements et enfin de l'humeur. Noyées dans cette grande instabilité, les manifestations cliniques de la schizophrénie de l'adolescent sont variables et difficiles à identifier.

Il est en effet parfois délicat de les différentier des troubles du comportement liés à l'adolescence. L'entourage doit en particulier être attentif aux modifications du comportement, notamment une froideur, une discordance, une baisse du niveau scolaire et des activités, une négligence corporelle, un isolement familial et social, des crises d'angoisse, la persistance d'un état de rêverie. Il n'est pas rare non plus que l'adolescent s'intéresse de manière excessive à des idéologies étranges ou puisse exprimer des préoccupations « décalées » sur l'image de son corps.

Certaines complications peuvent ainsi être banalisées ou minimisées par l'adolescent et son entourage (« c'est la crise d'adolescence »), notamment une consommation de toxiques (drogues, alcool) ainsi que certains troubles du comportement (agressivité, crises suicidaires, escalade de violence), alors que des symptômes de schizophrénie y sont associés. C'est bien souvent *a posteriori*, une fois la maladie déclarée, que ces signes précoces sont reliés à la schizophrénie.

Plus la prise en charge de la maladie est précoce, meilleur semble être le pronostic. La difficulté réside dans le diagnostic. Celui-ci, ainsi que la décision de traiter, est une affaire de spécialistes et il est souvent nécessaire de répéter les observations et les entretiens psychiatriques avant de pouvoir poser le diagnostic de schizophrénie chez un adolescent en souffrance.

46 Comment se passe la grossesse d'une patiente schizophrène ?

Il s'agit d'une période à risque pour la maman comme pour le futur bébé. La maladie schizophrénique étant de survenue relativement précoce dans la vie, il n'est pas rare que des patientes diagnostiquées schizophrènes tombent enceintes. En effet, la fréquence de la grossesse est identique chez ces patientes à celle de la population générale et on estime que chaque année en France, près de 3 000 enfants naissent avec un parent souffrant de trouble psychotique.

Concernant l'évolution de la schizophrénie chez la mère, on a longtemps pensé que la grossesse avait un rôle protecteur vis-à-vis de la symptomatologie. En réalité, seul le second semestre de grossesse pourrait parfois donner lieu à une amélioration de ce type. S'il existe moins d'hospitalisation et de consultations des femmes souffrant de schizophrénie pendant leur grossesse, les « décompensations » (aggravation des symptômes) ne sont pas rares. En particulier, le post-partum (période suivant l'accouchement) est une période de fragilité vis-à-vis de la maladie pour les patientes souffrant de trouble psychotique et on estime que près d'un quart des patientes rechuteront dans les 6 mois suivant l'accouchement.

Les grossesses de patientes schizophrènes sont souvent considérées comme « à risque », en raison des conditions dans lesquelles elles se déroulent. En effet, la précarité sociale et affective, un suivi gynécologique irrégulier, la malnutrition, la négligence de sa santé, « l'hygiène de vie » parfois défaillante et les possibles abus de toxiques (tabac, alcool, etc.) représentent des facteurs de risque de complications au cours de la grossesse. À cela s'ajoutent le déni ou la découverte tardive de la grossesse. Il est ainsi noté chez les enfants de femmes souffrant de schizophrénie une plus grande fréquence de retard de croissance (bébés de petite taille et de petit poids) et une fragilité des premières heures de vie.

Un autre aspect important de la grossesse chez les patientes souffrant de schizophrénie est celui des traitements médicamenteux. Souvent traitées au moment de la découverte de la grossesse, ces patientes posent la question légitime de l'arrêt du traitement. Il n'existe pas de règle générale applicable et il est important de pouvoir discuter avec le spécialiste assurant le suivi psychiatrique des bénéfices et des risques à la poursuite du traitement, en fonction de l'histoire de la patiente, de sa maladie et de la nature du traitement. Selon cette évaluation conjointe, il sera décidé, avec la patiente, de la poursuite, de la modification ou de l'allègement du traitement.

Ainsi, si dans l'ensemble, si la grossesse a peu d'impact sur la clinique de la schizophrénie, elle représente une période « à risque » tant pour la patiente que pour l'enfant à naître et nécessite une prise en charge et un soutien psychologique rapproché. C'est également le moment privilégié pour mettre en place un réseau de soins et proposer une prise en charge multidisciplinaire coordonnée.

47 Que deviennent les patients souffrant de schizophrénie avec l'âge ?

Avec le vieillissement général de la population, la question du devenir des patients souffrant de schizophrénie mérite une attention toute particulière.

La prévalence de la schizophrénie après 65 ans est estimée entre 0,1 % et 0,5 %. Cette fréquence, non négligeable dans une population en expansion, est probablement sous-estimée du fait de l'évolution de la symptomatologie avec l'âge et de l'absence de critères de diagnostic adaptés à la personne âgée.

Il existe peu d'études sur le devenir des patients souffrant de schizophrénie (voir la question sur l'évolution de la maladie). À partir d'un âge avancé, les patients schizophrènes présentent une plus forte probabilité d'institutionnalisation (maisons de retraite, maisons spécialisées ou hospitalisation au long cours) que la population générale et en vieillissant, les risques de « décès prématuré » (non liés à l'âge) de diverses causes (maladies somatiques concomitantes, suicide, accidents) augmentent chez ces patients.

On a longtemps estimé que les symptômes de la maladie s'atténuent avec l'âge. Il est possible que cela soit vrai pour certains patients concernant les symptômes positifs (délire, hallucinations etc.), mais il semble au contraire que les symptômes négatifs et les troubles cognitifs s'aggravent lors du vieillissement. Ainsi, il est faux d'affirmer que la maladie dans son ensemble s'améliore avec l'âge. Ce sont au contraire les signes en lien avec le retrait social et les difficultés quotidiennes qui prennent le dessus sur la symptomatologie.

Il paraît donc fondamental de s'intéresser à cette population de patients âgés souffrant de schizophrénie afin d'en améliorer la prise en charge et de permettre une qualité de vie meilleure et un accompagnement adapté pour les patients et leur entourage.

Qu'est-ce qu'une bouffée délirante aiguë ?

La bouffée délirante aiguë (BDA) est un épisode psychotique de survenue brutale et de durée limitée. Ce diagnostic n'existe que dans la psychiatrie francophone, mais on trouve en fait l'équivalent dans le Manuel diagnostique et statistique (DSM) avec le trouble psychotique bref, et dans la Classification internationale des maladies (CIM) de l'Organisation mondiale de la santé (OMS), avec les troubles psychotiques aigus et transitoires.

La bouffée délirante aiguë survient le plus souvent brutalement (en quelques minutes à quelques jours), comme un « coup de tonnerre dans un ciel sans nuages ». Elle se caractérise par un délire riche, dont les thèmes et les mécanismes sont multiples et changeants (hallucinations de tous types, idées de grandeur, persécution…). Le discours est désorganisé, et le délire n'est pas structuré (il est donc incompréhensible par l'entourage), et est vécu très intensément par le sujet, qui y adhère totalement.

Par définition, la bouffée délirante aiguë est de courtes durées : d'un jour à quelques semaines voire mois (1 à 3 mois maximum). Les symptômes disparaissent complètement et le patient retrouve son fonctionnement habituel, sans séquelles.

Une hospitalisation est le plus souvent nécessaire du fait de l'intensité des symptômes, et un traitement antipsychotique est débuté, pour une durée de six mois.

Le pronostic peut être bon : il est classique de dire qu'environ 1/3 des patients n'aura aucune récurrence, 1/3 des patients présenteront des récurrences de bouffées délirantes, et 1/3 évolueront vers un trouble chronique (schizophrénie le plus souvent).

49 Existe-t-il d'autres psychoses chroniques que la schizophrénie ?

Oui, il existe d'autres types de maladies psychiatriques chroniques appartenant à la famille des psychoses (voir la définition de psychose dans cet ouvrage). On en distingue en effet deux grandes classes : les psychoses chroniques dissociatives (représentées essentiellement par la schizophrénie) et les psychoses chroniques non dissociatives. Parmi ces dernières, trois types sont décrits : la psychose hallucinatoire chronique (PHC), la paraphrénie et les délires paranoïaques. Par définition, les patients souffrant de psychose chronique non dissociative ne présentent aucun élément symptomatique de la dissociation décrite dans une question de ce même ouvrage.

De façon schématique, la PHC touche essentiellement les femmes d'une cinquantaine d'années, isolées socialement. Elles présentent un délire avec des hallucinations sensorielles ou intrapsychiques autour d'une thématique d'influence ou de possession. Le début du trouble est souvent insidieux (progressif) et son mode d'évolution chronique. La PHC est caractérisée par l'existence d'un automatisme mental (décrit dans une question spécifique). La PHC est une maladie qui a disparu des classifications internationales mais qui reste, en France, une entité clinique bien définie.

La paraphrénie est une psychose chronique qui se caractérise par l'existence d'un délire aux thématiques grandioses et fantastiques avec un mécanisme imaginatif riche. À l'inverse de la schizophrénie qui, dans sa forme classique, est de début précoce, la PHC est rare et concerne essentiellement des adultes de 30 à 45 ans, par ailleurs plutôt bien insérés socialement.

La psychose paranoïaque est définie par l'existence de délires interprétatifs (souvent « plausibles ») avec des thématiques de jalousie, de revendication ou d'érotomanie (sensation délirante d'être aimée d'un autre). Leur prise en charge est complexe et souvent longue.

Ainsi, il existe des psychoses chroniques non dissociatives qu'il faut distinguer de la schizophrénie, même si elles en partagent certains symptômes.

La façon dont s'exprime la schizophrénie dépend-elle de l'environnement culturel ? 50

Rédigé avec la collaboration du Dr Bechetoille.

Oui, mais en partie seulement. L'approche « transculturelle » de la psychiatrie postule l'universalité du fonctionnement psychique : tous les êtres humains ont les mêmes « outils » de base pour faire fonctionner leur psychisme. Mais cette approche n'exclut pas pour autant des modes d'expression différents de la maladie mentale. Elle cherche donc à replacer dans le contexte culturel le sens que peut avoir le symptôme pour le patient, en s'appuyant sur ses propres références culturelles.

Les premières grandes études menées par l'Organisation mondiale de la santé (OMS) impliquant plusieurs pays et un grand nombre de patients souffrant de schizophrénie montraient une relative homogénéité de la fréquence de la maladie et de ses symptômes, quelle que soit la culture. Cependant, une analyse plus détaillée montre que les formes sous lesquelles la schizophrénie se présente peuvent varier selon l'environnement culturel. Ainsi, les hallucinations auditives seraient plus fréquentes en Afrique de l'Ouest (85-90 % des patients) qu'en Autriche (65 %).

L'environnement dans lequel le sujet évolue a un rôle très important : un patient souffrant de schizophrénie avec des hallucinations sera quasi automatiquement assimilé à un sujet malade en France, alors qu'en Afrique de l'Ouest, les mêmes symptômes auront peut-être une explication différente, parfois mystique. De la même façon, un sujet peut rapporter dialoguer avec les esprits dans certaines cultures (comme à Madagascar) sans pour autant être considéré comme présentant un trouble psychiatrique. C'est donc, en plus de la présence de symptômes observables, le rapport qu'entretient le sujet avec ce symptôme, le retentissement sur sa vie, et le regard que la société porte sur lui, qui permettent d'identifier ce qui relève de la pathologie.

Par ailleurs, le problème se complique encore si l'on envisage la situation d'un migrant se trouvant à la croisée de différentes cultures. On en revient donc à une constante en psychiatrie : le diagnostic repose certes sur certains critères objectifs, mais aussi de la compréhension qui naît de la subjectivité de la rencontre médecin-malade.

51 Les patients souffrant de schizophrénie peuvent-ils avoir d'autres maladies psychiatriques ?

Oui, les patients souffrant de schizophrénie présentent souvent les critères diagnostics d'autres maladies psychiatriques « surajoutées » (on parle alors de « comorbidité »).

L'évaluation des comorbidités est rendue difficile par le fait que certains symptômes sont communs à plusieurs maladies psychiatriques : l'angoisse par exemple, commune à la schizophrénie, aux troubles anxieux, à la dépression, ou encore le ralentissement psychomoteur pouvant aussi bien être lié à la schizophrénie qu'à la dépression. On estime que près de 15 % des patients souffrant de schizophrénie rempliraient, à au moins un moment de l'évolution de leur maladie, les critères diagnostics d'un trouble panique, 29 % d'un état de stress post-traumatique, 23 % d'un trouble obsessionnel et compulsif (TOC) et plus de 50 % d'un épisode dépressif majeur (voir la question correspondante du même ouvrage). La comorbidité de la schizophrénie avec les consommations de toxiques fait l'objet d'une question dans cet ouvrage.

Ces comorbidités psychiatriques compliquent le diagnostic si elles surviennent tôt dans l'histoire de la maladie. Lorsqu'elles surviennent alors que le diagnostic est déjà posé, il est souvent délicat de faire la part de choses entre des symptômes liés à la maladie et un autre trouble associé. Elles rendent donc la prise en charge plus complexe. Il existe bien souvent une méconnaissance des symptômes d'une autre maladie tant par les spécialistes que par les patients. En cas de survenue, ils sont rapportés à l'expression de la schizophrénie. Il peut en découler un retard de prise en charge qui peut rendre l'évolution de la schizophrénie et de la maladie psychiatrique comorbide plus longue et plus défavorable.

L'attention du patient, de ses proches et des différents intervenants sur l'existence de ces comorbidités psychiatriques chez les patients souffrant de schizophrénie devrait permettre une meilleure prise en charge globale de ces patients.

Les patients souffrant de schizophrénie ont-ils des addictions aux toxiques ? 52

Oui, l'association d'une consommation de toxiques à la schizophrénie est fréquente. Si tous les patients souffrant de schizophrénie ne sont pas consommateurs de toxiques, on estime que plus de la moitié d'entre eux seront, au cours de leur vie, confrontés à la consommation excessive de toxiques ou à la dépendance à une substance. Il est important de bien distinguer la consommation excessive de substance de la dépendance. Le premier mode de consommation est aigu et répété, pouvant entraîner de troubles du comportement mais diffère du second par l'absence de dépendance qui peut se définir par une diminution progressive des effets provocant un risque d'augmentation des doses et une consommation dans laquelle se procurer la substance devient une préoccupation centrale pour le consommateur.

L'addiction à une substance (consommation excessive répétée ou dépendance) est un facteur favorisant la mauvaise observance aux traitements, les rechutes aiguës, les réhospitalisations, les troubles du comportement, certains symptômes négatifs et la symptomatologie délirante des patients souffrant de schizophrénie.

Plusieurs hypothèses ont été avancées pour expliquer cette fréquence élevée de l'association entre schizophrénie et consommation de drogues :

- La première est celle, statistique, de l'âge relativement jeune des patients schizophrènes. La population jeune étant également la plus touchée par les consommations de toxiques.
- La seconde repose sur l'hypothèse que la consommation de toxiques serait un déclencheur (ou plutôt un « précipitant ») de la schizophrénie. Cette hypothèse est discutée à propos du cannabis dans une question du même ouvrage.
- La troisième hypothèse suggère que les patients souffrant de schizophrénie pourraient utiliser les toxiques comme « automédication » de leurs symptômes. À commencer par l'angoisse, par définition majeure dans la schizophrénie, qui pourrait expliquer

une consommation de cannabis, d'alcool ou de dérivés de l'héroïne à visée anxiolytique. Au contraire, certaines drogues dites « stimulantes » (type amphétamines, NMDA, ecstasy ou cocaïne) pourraient être consommées dans une tentative malheureuse de lutte contre les symptômes négatifs.

- Enfin, la précarité et « l'errance sociale » de certains patients souffrant de schizophrénie pourraient favoriser leur accès aux drogues et leur consommation excessive ou leur dépendance.

Si plusieurs hypothèses existent, il n'en reste pas moins que la consommation de toxiques est un problème majeur de la prise en charge des patients souffrant de schizophrénie. Une prise en charge optimale passe, chez les patients présentant une addiction, par un sevrage et une abstinence de toxiques et constitue un enjeu fondamental du traitement de ces patients.

Les patients souffrant de schizophrénie sont-ils de grands consommateurs de tabac ? 53

Oui, on retrouve deux à trois fois plus de fumeurs chez les patients souffrant de schizophrénie que dans la population générale. Certaines études ont montré que près de 85 % des patients souffrant de schizophrénie sont fumeurs (contre 30 % de la population générale).

On retrouve également une grande proportion de « gros fumeurs » (fumant 25 cigarettes par jour) chez ces patients ; ils souffrent par ailleurs d'une plus grande dépendance à la nicotine et ont plus de difficultés à arrêter de fumer que la population générale.

Le tabagisme des patients souffrant de schizophrénie est donc un problème de santé publique important. En effet, la morbidité (risque de maladie) liée au tabagisme est importante (problèmes pulmonaires, cardiaques, cancers), en particulier dans une population au suivi et aux conditions de vie difficiles.

Diverses hypothèses ont été explorées pour tenter de comprendre cette tendance à la consommation de tabac. Si certains peuvent y voir, comme pour le cannabis, une consommation anxiolytique, il semblerait que l'hypothèse la plus développée soit celle d'un rôle de la nicotine sur la symptomatologie négative de la schizophrénie. La nicotine pourrait en effet diminuer les signes comme le repli, l'apragmatisme, les troubles cognitifs par son action sur les mêmes récepteurs que la dopamine. Cette hypothèse est renforcée par le constat que les patients traités par antipsychotiques (ayant une action sur les symptômes négatifs) diminueraient leur consommation de tabac. Par extension, on peut ainsi se demander si la consommation importante de tabac chez les patients souffrant de schizophrénie ne résulte pas d'une automédication ayant pour objectif de réduire les symptômes négatifs ? En revanche, il n'a pas été mis en évidence de lien entre la nicotine et la symptomatologie positive.

54 Le patient souffrant de schizophrénie a-t-il plus de risques d'être affecté par d'autres maladies (non psychiatriques) ?

Oui, les comorbidités non psychiatriques (appelées alors « somatiques ») retrouvées chez le patient souffrant de schizophrénie sont nombreuses et parfois graves. On appelle « comorbidités » les maladies qui accompagnent la maladie dite « principale ». Elles sont liées à la maladie, aux troubles du comportement qui y sont associés, à la précarité ou à une mauvaise « hygiène de vie », aux prises de toxiques et, parfois, aux effets secondaires de certains traitements.

Les comorbidités somatiques principalement retrouvées chez les patients souffrant de schizophrénie affectent les systèmes cardio-vasculaire, respiratoire, digestif et endocrinien.

Sur le plan *cardio-vasculaire*, les patients souffrant de schizophrénie ont un risque majoré de développer des accidents vasculaires (phlébites, accidents vasculaires cérébraux, embolies pulmonaires) ou cardiaques (infarctus, troubles du rythme cardiaque). Sur le plan *respiratoire*, notamment du fait d'un tabagisme important, ils sont exposés à développer des troubles respiratoires à type de bronchite chronique, des infections à répétition, et parfois, des pathologies cancéreuses. Au niveau *digestif*, les patients schizophrènes présentent des troubles du transit qui peuvent parfois se compliquer d'occlusions. Sur le plan *endocrinien* enfin, c'est le risque d'obésité et de développer un diabète secondaire qui prédomine. Il n'est pas rare aussi de constater des dyslipidémies (taux de cholestérol dans le sang trop élevé) chez les patients, constituant un facteur de risque cardio-vasculaire supplémentaire.

On retrouve chez les patients souffrant de schizophrénie une fréquence élevée des comorbidités somatiques qui ont un impact majeur tant sur leur durée de vie que sur leur qualité de vie. Leurs prévention, surveillance et prise en charge sont ainsi un enjeu majeur de santé publique. L'une des difficultés est d'identifier la plainte somatique derrière la symptomatologie psychiatrique souvent bruyante des patients.

Quels sont les diagnostics différentiels de la schizophrénie ? 55

On appelle « diagnostic différentiel » les autres causes de tableau « d'apparence schizophrénique » à éliminer avant de poser le diagnostic de schizophrénie. En effet, le diagnostic de schizophrénie est posé par un spécialiste sur un faisceau d'arguments et de signes cliniques évoluant depuis plusieurs mois. Cependant, il existe certaines maladies dites « somatiques » (maladies du corps) et psychiatriques qui peuvent s'exprimer sur un tableau clinique proche de celui de la schizophrénie.

Devant un tableau de schizophrénie, les diagnostics différentiels d'origine psychiatrique à évoquer sont essentiellement les délires chroniques non dissociatifs (voir la question correspondante du même ouvrage) et certaines formes de troubles bipolaires. Rappelons un élément essentiel de la définition de la schizophrénie qui est la durée dans le temps de la symptomatologie (pour ne pas confondre avec des tableaux délirants aigus ou des syndromes confusionnels ayant d'autres causes). Dans certaines formes cliniques comme la schizophrénie hébéphrénique (forme de schizophrénie surtout marquée par la dissociation), il peut parfois être difficile de faire la distinction avec une psychose infantile ou des traits autistiques.

Si la clinique de la schizophrénie est assez spécifique, des diagnostics différentiels d'origine somatiques existent cependant. Il appartient au spécialiste de les évoquer, de les explorer (cliniquement ou si besoin par des examens complémentaires) avant de les éliminer et de retenir le diagnostic de schizophrénie.

Les diagnostics différentiels les plus fréquents à évoquer sont les affections neurologiques (une tumeur cérébrale, les conséquences d'un traumatisme crânien ou la maladie de Huntington par exemple), certaines infections (comme des formes évoluées de syphilis, d'infection par le VIH, de maladies à prions), les tableaux secondaires à une maladie auto-immune (certaines formes de sclérose en plaque ou de lupus) ou endocrinienne, ou encore les effets de prise de toxiques (voir question correspondante du même ouvrage).

Il est fondamental d'éliminer les diagnostics différentiels avant de poser celui de schizophrénie. En effet, les diagnostics différentiels répondent à des traitements souvent différents de ceux employés dans la schizophrénie et nécessitent de « réserver » le diagnostic tant qu'il existe des éléments en faveur d'un autre diagnostic possible. Le diagnostic de schizophrénie devient ainsi un diagnostic dit « d'élimination », c'est-à-dire qu'il trouve sa place une fois les autres diagnostics évoqués et éliminés.

Existe-t-il des tableaux aigus de schizophrénie ? 56

Oui, certains tableaux cliniques peuvent évoquer la symptomatologie schizophrénique. Cependant, le diagnostic de schizophrénie fait appel à une durée minimale des symptômes (selon les référentiels, de 6 mois en moyenne).

Ainsi, il existe des tableaux aigus dont l'expression se rapproche de celle de la schizophrénie (délire, dissociation, troubles du comportement, etc.). Ils sont soit considérés comme des décompensations d'un trouble schizophrénique préexistant, soit appelés « bouffées délirantes aiguës » (BDA, voir question correspondante du même ouvrage). Les termes « aigus » et « schizophrénie » sont donc peu compatibles et c'est seulement la durée des signes qui permettra de parler de schizophrénie. Cet élément diagnostic est fondamental et rend parfois difficile la compréhension d'un épisode aigu : les familles comme les patients sont en demande d'un diagnostic tandis que le psychiatre reste prudent. En effet, peu d'éléments lors de l'épisode aigu permettent de présager d'un diagnostic sous-jacent de schizophrénie.

La BDA, comme les tableaux cliniques de pharmacopsychose (expression de symptômes proches de ceux de la schizophrénie suite à une consommation de toxiques) sont ainsi des éléments de diagnostic différentiel (voir définition dans la question correspondante du même ouvrage) que seule l'évolution dans le temps permettra aux spécialistes d'éliminer pour ne retenir que le diagnostic de schizophrénie.

57 Quels sont les principes de traitement de la schizophrénie ?

Il est important de préciser d'emblée que la schizophrénie est une maladie chronique. Il n'existe pas, à ce jour, de traitement « curatif ». Cela signifie qu'il n'est pas possible d'en « guérir », même si dans certains cas l'évolution peut être très favorable. Il est désormais admis que certains traitements permettent de « stabiliser » la maladie, pour permettre aux patients une qualité de vie dite « normale », en tout cas semblable à la population générale. Ainsi, les objectifs du traitement dans la schizophrénie seront 1) de traiter les épisodes aigus et 2) de prévenir l'apparition de récurrences.

Par traitement, on entend souvent « médicaments ». Ils occupent certes une place centrale dans la prise en charge de la schizophrénie, mais il ne faut pas négliger l'importance des psychothérapies, du lien médecin-malade (appelée « alliance thérapeutique ») et du suivi. Sont également partie prenante dans le traitement les mesures d'hospitalisation, de prises en charge ambulatoires (de type hôpital de jour), ou encore les mesures d'aide dites « sociales » (ces différents points sont détaillés dans des questions spécifiques de cet ouvrage).

Rappelons l'importance fondamentale de l'annonce diagnostic et de l'information du patient et, avec son accord, celle de ses proches et son entourage concernant la maladie, ses causes, ses conséquences et sa gestion « au quotidien ».

Les objectifs des traitements sont à l'heure actuelle fixés en terme « d'amélioration de la qualité de vie », et donc définis en fonction des attentes du patient, en complément de la simple recherche d'une diminution de la « quantité de symptômes ».

58 Quelles différences entre le traitement aigu et le traitement de fond ?

L'objectif du traitement médicamenteux dans la schizophrénie est triple : traiter l'épisode aigu, traiter la symptomatologie positive et agir sur la symptomatologie négative (et sur la cognition idéalement).

Le traitement dit aigu est celui prescrit lors des moments de « crise » appelés aussi « décompensations ». Il a pour objectif d'abraser la symptomatologie positive (délirante ou hallucinatoire) en permettant un retour à un fonctionnement antérieur. Il est souvent nécessaire d'adjoindre aux traitements spécifiques des décompensations psychotiques des traitements « symptomatiques » (faisant l'objet d'une question dans cet ouvrage).

Le traitement « de fond » associe le maintien du traitement de la symptomatologie positive et un traitement actif sur la symptomatologie négative. Il est parfois initié lors d'épisodes aigus mais se poursuit au-delà de la résolution de ceux-ci. Il trouve tout son intérêt dans les phases « intercritiques » (entre deux épisodes aigus), lorsque le patient est justement revenu à son fonctionnement de base.

On distingue les deux temps du traitement mais certains médicaments peuvent être utilisés aussi bien en traitement aigu qu'en traitement de fond. Et de la même façon, il arrive qu'une « simple » majoration de la dose du traitement de fond permette de passer un épisode aigu (ou en train de se mettre en place).

59 Combien de temps dure le traitement de la schizophrénie ?

Dans la prise en charge de la schizophrénie, on distingue différentes phases du traitement, dont les durées doivent être adaptées à chaque patient.

Le *traitement aigu* dure environ 4 à 8 semaines durant lesquelles l'objectif est de soulager le patient des symptômes psychotiques les plus sévères. Il s'agit le plus souvent d'un traitement médicamenteux, associé à une hospitalisation et à un étayage par le personnel soignant.

Suite à cette première phase, le *traitement de stabilisation* débute. Il s'agit alors de consolider les progrès réalisés sur une durée de 6 mois.

Si le traitement médicamenteux est interrompu à l'issue de la phase de stabilisation, plus des deux tiers des patients présentent une réapparition des symptômes au cours de la première année, et la quasi-totalité au cours des deux premières années.

C'est pourquoi la Haute Autorité de santé (HAS) recommande de poursuivre le traitement au moins deux ans après la fin de l'épisode : c'est la *phase de maintenance*. Ce n'est qu'après cette longue période, et lors d'un suivi rapproché auprès du psychiatre référent que le traitement peut éventuellement et prudemment être diminué puis arrêté. Au cours de ce suivi, le traitement doit être repris au premier signe de récurrence.

En cas d'épisodes multiples, la HAS recommande un traitement d'au moins cinq ans, et le plus souvent à vie. Il a été montré que des stratégies alternatives, comme l'interruption des traitements et leur reprise lors de la réapparition de symptômes étaient moins efficaces qu'un traitement continu. Cependant, même avec un traitement médicamenteux de maintenance, le risque de récurrence reste élevé (jusqu'à 40 %).

Par ailleurs, ces durées concernent les traitements médicamenteux. La prise en charge de la schizophrénie ne s'y résume pas, et un suivi régulier, voire une psychothérapie, une prise en charge en hôpital de jour, et un accompagnement sur le plan social, sont autant de facettes de la prise en charge dont la durée est au moins équivalente à celle du traitement médicamenteux.

Qu'appelle-t-on un neuroleptique et un antipsychotique ? 60

Au sein des médicaments psychotropes (actifs sur le psychisme), Delay et Deniker, précurseurs français de la psychopharmacologie, avaient individualisé les « psycholeptiques », dont les neuroleptiques sont une des classes.

Le terme « neuroleptique » regroupe ainsi différentes molécules chimiques ayant parfois une action pharmacologique et des propriétés très diverses. Par excès de langage, on désigne actuellement par le terme « neuroleptique » les neuroleptiques dits « typiques », que l'on oppose aux neuroleptiques dits « atypiques » (par leur mode d'action pharmacologique) appelés aussi antipsychotiques. Les antipsychotiques appartiennent ainsi à la classe des neuroleptiques mais en sont un sous-groupe dit « atypique » (ou antipsychotiques de seconde génération), qui peut être différencié des neuroleptiques « classiques » (ou antipsychotiques de première génération).

La terminologie « antipsychotique » est en réalité une définition des traitements par leurs effets sur la symptomatologie psychotique plus que par leur appartenance à une classe pharmacologique. Elle tend à remplacer la terminologie « neuroleptique » qui est associée à certains effets secondaires (notamment les effets dits « extrapyramidaux ») qui sont moins fréquents avec les nouvelles générations de molécules.

Ces traitements agissent tous sur les systèmes de neurotransmetteurs de cerveau. Selon leur structure chimique, ils ont une action sur le système dopaminergique (tous l'ont !) et pour certains une action sérotoninergique, alpha1-adrénergique, histaminique et acétylcholinergique. Ces actions sont à l'origine non seulement de leurs effets antipsychotiques (effets recherchés) mais aussi de la plupart de leurs effets secondaires (faisant l'objet de questions de cet ouvrage).

61 Quels sont les effets secondaires des neuroleptiques/antipsychotiques ?

Les antipsychotiques sont de puissants traitements, très efficaces sur la schizophrénie, mais ils présentent des effets secondaires ou indésirables parfois handicapants et à l'origine de nombreux arrêts brutaux du traitement sans avis médical (rupture thérapeutique).

Dans l'ensemble, les antipsychotiques de deuxième génération (dits « atypiques ») auraient des effets secondaires de moindre intensité que les neuroleptiques dits « classiques » (voir question correspondante du même ouvrage). Presque tous partagent cependant les effets décrits ci-dessous, à des degrés moindres selon les molécules ou les classes pharmacologiques.

Les principaux effets secondaires potentiels des antipsychotiques sont neurologiques, anticholinergiques, endocriniens, hématologiques et cardiaques. Sur le plan *neurologique* sont décrits des mouvements ou des contractures musculaires (appelées dystonies aiguës), une possible rigidité musculaire avec tremblements (regroupés sous le terme de syndrome parkinsonien, à différencier de la maladie de Parkinson), une incapacité à rester en place, notamment à rester en position assise prolongée (on parle alors d'akathisie) et des mouvements à l'image de « tics » (appelés dyskinésies tardives). Les effets secondaires *anticholinergiques* regroupent une sécheresse buccale, une constipation, des difficultés à l'accommodation visuelle et parfois des rétentions urinaires. Sur le plan endocrinien, les effets secondaires sont surtout représentés par une prise de poids, une aménorrhée (absence de règles chez la femme), une baisse de la libido et un risque de diabète. Les effets secondaires hématologiques et cardiaques sont rares mais potentiellement graves (baisse des globules blancs et troubles de la conduction électrique dans le cœur).

Le syndrome malin des neuroleptiques est un effet secondaire rarissime mais nécessitant une prise en charge urgente et l'arrêt immédiat du traitement. Il regroupe une fièvre, une rigidité musculaire, des troubles de la conscience et une perturbation du système nerveux autonome.

Ces effets secondaires sont certes importants mais à mettre en balance avec les bénéfices attendus des traitements. Une information du patient, un bilan préthérapeutique et une surveillance prolongée permettent d'en réduire l'impact et donc une qualité de vie satisfaisante pour les patients souffrant de schizophrénie.

62 Quels médicaments peuvent être utilisés en association au traitement principal dans la schizophrénie ?

En plus du traitement de fond de la schizophrénie, il est possible (et parfois nécessaire) d'associer certains autres médicaments, le plus souvent de manière temporaire.

Les hypnotiques peuvent être utilisés pour soigner une insomnie associée à la schizophrénie. De façon très fréquente, un recours aux anxiolytiques est nécessaire pour apaiser l'angoisse, souvent massive chez les patients souffrant de schizophrénie. La plupart du temps, il s'agit de benzodiazépines ou apparentés, parfois de neuroleptiques, ou encore d'antihistaminiques. Rappelons que les benzodiazépines et apparentés ont comme principal effet secondaire indésirable le risque de dépendance après quelques semaines d'utilisation. Cette dépendance peut conduire à la nécessité d'augmenter les doses pour obtenir la même efficacité (phénomène de « tolérance »). Un rebond d'anxiété (réaugmentation brutale et forte de l'anxiété) en cas d'arrêt brutal du traitement, voire un syndrome de sevrage pouvant avoir de graves conséquences (notamment des crises convulsives) peuvent être également observés. Ceci amène à en encadrer la prescription et à les garder pour un usage « temporaire ».

D'autres médicaments, dits « correcteurs », occupent une large place dans l'arsenal thérapeutique à disposition pour la prise en charge de la schizophrénie. Si leur prescription ne doit pas être systématique, le recours à ces « correcteurs » peut être nécessaire pour diminuer ou contrôler les effets secondaires et indésirables de certains neuroleptiques ou antipsychotiques (voir la question correspondante du même ouvrage). Parmi ces « correcteurs », on peut citer les traitements laxatifs ou de lutte contre la constipation, les « antiparkinsoniens » qui permettent de contrer certains effets secondaires neurologiques comme les contractures musculaires ou encore des médicaments permettant de corriger une éventuelle sécheresse buccale. Ces correcteurs sont souvent utilisés afin d'atténuer les effets secondaires et au final d'améliorer la qualité de vie des patients souffrant de schizophrénie et leur observance du traitement.

63 Qu'appelle-t-on « traitement retard » dans la schizophrénie ?

Le terme « traitement retard » est en réalité un abus de langage pour parler de traitements « à libération prolongée ». Ce terme regroupe plusieurs types de traitements qui ont en commun la particularité d'avoir un effet prolongé dans le temps.

Dans la schizophrénie, ce terme s'applique à certains traitements antipsychotiques délivrés sous forme d'injection retard. Certaines molécules sont en effet disponibles sous forme d'injections intra-musculaires qui permettent une libération du produit progressive et donc étalée dans le temps. Selon les molécules et la dose souhaitée, ces injections sont réalisées toutes les deux, trois ou quatre semaines.

L'intérêt de ces « traitements retard » est tout d'abord de permettre une meilleure observance : le patient n'a plus besoin de prendre son traitement matin et soir, d'y penser, de le gérer, il se rend simplement auprès d'une structure soignante régulièrement afin de réaliser son injection. Les traitements à libération prolongée permettent ensuite une meilleure stabilité du produit, en évitant notamment les effets de pic ou de fin de dose liés aux prises répétées. Enfin, la réalisation d'une injection est aussi l'occasion d'un contact avec des soignants, en général des infirmiers, à visée thérapeutique. Il n'existe que peu d'inconvénients à cette forme de traitement hormis bien évidemment la réalisation des injections. Si certains patients décrivent une douleur au moment de l'injection, ces gestes sont en général bien supportés et souvent indolores.

Le développement des formes à libération prolongée permet sans conteste une amélioration dans la prise en charge de certains patients souffrant de schizophrénie et notamment une meilleure adhésion aux soins et une meilleure observance. La décision d'introduire un traitement « retard » est prise conjointement par le patient et le psychiatre, après délivrance d'une information éclairée (explication des bénéfices et des risques), éventuellement après discussion avec les proches.

Qu'est-ce que la « sismothérapie » ou « électroconvulsivothérapie » ? 64

L'électroconvulsivothérapie (ECT), appelée également sismothérapie, est une méthode thérapeutique introduite à la fin des années 1930 (par von Meduna puis Bini et Cerletti). La technique a évolué et, contrairement à certaines idées reçues, on y a toujours recours. Pourtant elle ne bénéficie pas auprès du grand public, voire dans le milieu médical, d'une image très positive : certains, probablement par manque d'information, la jugent dépassée et dangereuse. Il s'agit en réalité d'un traitement efficace de certaines décompensations aiguës (catatoniques en particulier, voir le chapitre sur cette question dans ce même ouvrage) et de formes résistantes aux traitements médicamenteux de schizophrénie.

L'objectif de l'ECT est de déclencher, à l'aide d'un courant électrique de faible intensité, une crise convulsive généralisée de brève durée.

Dans la schizophrénie, l'ECT peut être utilisée comme un traitement de 1re intention en cas de forme catatonique sévère ou d'épisode délirant sévère ayant peu de chance de répondre aux traitements médicamenteux. En pratique, c'est souvent en seconde intention que l'ECT est proposée, surtout en cas d'inefficacité ou d'intolérance aux traitements médicamenteux dans les rechutes délirantes mais aussi pour certaines formes notamment associées à des troubles de l'humeur (schizophrénies dysthymiques).

Il n'existe qu'une seule contre-indication absolue à l'ECT : l'hypertension intracrânienne. Les autres contre-indications sont relatives et surtout liées au risque de l'anesthésie générale. La mortalité est estimée à 1 pour 10 000 patients traités (ce qui correspond au risque d'une intervention chirurgicale mineure) et est à mettre en balance avec le risque majeur associé aux troubles du comportement lors d'un épisode schizophrénique délirant aigu ou catatonique.

65 La stimulation magnétique transcrânienne (SMT), un traitement de la schizophrénie ?

Oui, peut-être dans un avenir proche, mais pas encore en traitement de première intention de la schizophrénie.

La stimulation magnétique transcrânienne répétée (SMTr ou *rTMS* en anglais) est une technique innovante utilisée en psychiatrie. En France, son utilisation est réservée à certains centres dans le cadre de protocoles de recherche.

Utilisée en recherche depuis le début des années 1990, la SMTr a connu un essor important ces dernières années avec un intérêt croissant comme en témoignent les nombreuses publications scientifiques internationales sur ce sujet. Cette technique utilise le principe de Faraday (un courant électrique dans une bobine de fil crée un champ magnétique) pour permettre une dépolarisation cellulaire ciblée, magnétiquement induite.

En pratique, la SMTr consiste à soumettre le sujet à un champ magnétique focalisé sur une région de la surface cérébrale (le cortex) par l'application d'une bobine au contact du cuir chevelu. De nombreux paramètres de réalisation peuvent varier : la fréquence de stimulation (haute ou basse fréquence), la zone cible (droite ou gauche), l'intensité de la stimulation, le nombre d'impulsions, le nombre de séances et la fréquence des séances. La détermination de ces paramètres est encore discutée et fait l'objet de nombreuses études actuellement. Un bilan avant réalisation (bilan « préthérapeutique ») est nécessaire afin d'exclure les contre-indications à la technique et depuis 1998, des recommandations de bonnes pratiques président à l'utilisation de la SMTr.

Dans la schizophrénie, elle a été étudiée sur les hallucinations auditives résistantes et dans le traitement des symptômes négatifs, en adjonction aux traitements médicamenteux. Cependant, il faut nuancer les attentes des praticiens et des patients devant l'émergence d'une nouvelle technique et d'un nouvel élément de l'arsenal thérapeutique : l'efficacité de la SMTr dans le traitement de la schizophrénie reste incertaine et discutée. Elle semble en tout cas devoir être réservée à des indications bien précises posées par un spécialiste et dans un cadre de réalisation stricte.

Pourquoi le traitement de la schizophrénie n'est-il pas le même pour tous les patients ? 66

La prise en charge des patients souffrant de schizophrénie est basée sur des recommandations communes appelées « conférences de consensus », ou « guidelines », établies par des groupes d'experts. En France, c'est la Haute Autorité de santé (HAS) qui formule ces recommandations. Elles doivent garantir le meilleur niveau possible de soins pour tous. Elles s'appuient sur les plus récentes et les meilleures données de la recherche : en particulier l'évaluation de l'efficacité d'une intervention (traitement médicamenteux, psychothérapie, type d'hospitalisation, etc.) en comparaison à un placebo (le placebo étant défini comme une intervention d'apparence identique mais dépourvue du principe actif supposé).

Cependant, pour des raisons de rigueur et de reproductibilité, ces études sont en partie « artificielles », et pas forcément représentatives de l'ensemble des patients souffrant de schizophrénie. Ainsi, les résultats d'une étude qui montre l'efficacité d'un médicament chez un patient souffrant de schizophrénie paranoïde, suivi en consultation et sans autre trouble associé, sont-ils applicables à un autre patient souffrant de schizophrénie hébéphrénique, hospitalisé, et présentant un abus à une substance associé ? Les résultats des études sont donc valables pour un certain nombre de patients, mais parfois difficilement applicables à tous les cas de figures. Il est toujours indispensable d'en connaître les résultats, mais aussi les limites.

Cela laisse la place à l'individualisation du traitement, au cas par cas. Chaque individu étant différent, le même protocole ne peut pas s'appliquer de manière uniforme à tous.

Ainsi, si les traitements antipsychotiques sont recommandés dans la schizophrénie, le choix précis de la molécule se fera en fonction du profil du patient, de ses préférences et parfois aussi de l'expérience du psychiatre.

Les recommandations ne s'y trompent d'ailleurs pas : en plus d'indiquer les prises en charge « types », elles insistent sur la nécessité de personnaliser le traitement pour chaque patient. La psychiatrie, comme toute spécialité médicale, n'est donc pas qu'une science, il s'agit aussi d'un art.

67 Les traitements de la schizophrénie sont-ils une « camisole chimique » ?

Non, bien que les patients souffrant de schizophrénie ainsi que leurs proches aient souvent la crainte que les traitements médicamenteux soient dangereux, comportent plus d'inconvénients que d'avantages, voire constituent de véritables « camisoles chimiques ».

Cette inquiétude est en partie liée à l'époque des débuts de l'utilisation des neuroleptiques et anxiolytiques, dans les années 1950-1960, qui pouvaient parfois conduire à un effet de « matraque liquide » pour les patients agités. L'utilisation de traitements dits sédatifs reste d'actualité en cas de grande agitation (donc dans une minorité de cas), et en complément de mesures d'apaisement comme l'accueil du patient dans un environnement calme. En dehors de l'urgence, l'effet sédatif des traitements de la schizophrénie est plutôt un effet secondaire indésirable que l'effet recherché, et le psychiatre cherche donc à l'éviter ou à le rendre le moins désagréable pour les patients.

Il n'en reste pas moins que les traitements comportent tous des effets secondaires (voir la question correspondante dans cet ouvrage). Il convient donc de chercher le médicament qui sera le plus efficace, tout en étant le mieux toléré. Le choix du traitement se fera donc aussi en fonction des priorités des patients, au sein desquels chacun aura sa préférence entre efficacité et tolérance. L'important est d'être bien informé des bénéfices que l'on peut attendre du traitement, ainsi que de ses effets indésirables.

Rappelons que l'évolution et le pronostic de la schizophrénie ont radicalement changé grâce aux traitements médicamenteux, qui ont permis les soins en dehors de l'hôpital et l'utilisation de la psychothérapie. Par ailleurs, des doses plus faibles de médicaments et des molécules plus récentes permettent une meilleure tolérance. Les bénéfices des médicaments restent donc largement supérieurs à leurs désavantages.

68 Qu'est-ce que la « cure de Sakel », la « cure de sommeil » ou « l'impaludation » ?

Dans les années 1930, le psychiatre viennois Manfred Sakel essaie de traiter la schizophrénie par injection d'insuline, une hormone qui provoque une baisse du sucre dans le sang (hypoglycémie). Cette pratique devient la « cure de Sakel ». L'injection d'insuline chez les patients entraîne un coma hypoglycémique, et éventuellement des convulsions. Le coma dure environ une heure, et le patient est surveillé par un médecin et plusieurs infirmiers. La fin du coma est provoquée par l'injection de sucre. Cette pratique dangereuse et qui n'a pas fait la preuve de son efficacité est depuis des années tombée en désuétude.

La cure de sommeil, qui ressemble par certains points à la cure de Sakel, était encore pratiquée récemment, plutôt pour les troubles anxieux que la schizophrénie. L'idée était de faire dormir le patient 15 à 20 heures par jour pendant une à deux semaines, en utilisant des traitements sédatifs. L'objectif était à la fois de soulager la souffrance du patient en diminuant le temps d'éveil, et donner au patient un sentiment de sécurité et d'être retiré du monde pour un temps. Ce traitement n'est plus utilisé car il n'a pas fait la preuve de son efficacité en général, et encore moins dans la schizophrénie. En outre des réactions paradoxales d'angoisse peuvent survenir. L'idée que dormir pourrait résoudre les problèmes est erronée, et c'est une prise en charge spécialisée qui donnera au patient les meilleures chances d'amélioration, pas « attendre que ça passe ».

L'impaludation, ou malaria-thérapie, consistait à injecter le parasite du paludisme aux patients afin de provoquer de la fièvre. Il s'agit également d'une thérapeutique qui n'a pas prouvé son efficacité, mais dont les risques sont bien connus. Elle a donc depuis longtemps également été abandonnée.

69 L'hospitalisation est-elle indiquée en cas de schizophrénie ?

Oui, l'hospitalisation est un outil thérapeutique à envisager dans certains cas. Dans la schizophrénie, elle peut être envisagée au décours de certains épisodes aigus ou lors d'ajustements du traitement de fond par exemple. Il existe plusieurs critères qui peuvent amener le spécialiste à proposer une hospitalisation.

La *sévérité de la symptomatologie* et en particulier un tableau délirant aigu ou au contraire un repli majeur avec incapacité à se nourrir ou à assurer les activités quotidiennes peut mener à demander une hospitalisation pour un patient souffrant de schizophrénie.

L'existence de *troubles du comportement* (voir question correspondante de cet ouvrage) ou d'un *risque de passage à l'acte* important, évalué par un psychiatre, amène à proposer une hospitalisation à visée de « mise à l'abri » du patient, pour le protéger de lui-même et des conséquences de ses actes.

En cas de *doute diagnostic*, une hospitalisation peut être recommandée pour réaliser une observation du comportement et affiner les éléments diagnostics ou si des examens complémentaires sont nécessaires. En particulier, l'hospitalisation peut lever le doute sur une cause toxique (alcool ou autre toxique) à l'origine du tableau délirant (voir question sur les diagnostics différentiels dans cet ouvrage).

La coexistence d'*autres pathologies* psychiatriques ou somatiques, les antécédents d'épisodes d'intensité sévère, de passages à l'acte ou de troubles majeurs du comportement sont des éléments à prendre en considération dans la réflexion pour une proposition d'hospitalisation.

Pour *débuter ou modifier un traitement* sous surveillance médicale stricte, il peut parfois être nécessaire de proposer un séjour hospitalier.

Enfin, l'absence d'un entourage soutenant ou l'existence de conditions de vie difficiles rendant impossible une surveillance, un accompagnement ou l'accès aux soins sont des facteurs faisant envisager une hospitalisation.

Ainsi, les objectifs et les bénéfices d'une hospitalisation sont nombreux : elle permet notamment une surveillance et une prévention du risque de passage à l'acte et de troubles du comportement, une observation clinique, une initiation ou une adaptation thérapeutique rapprochée avec une évaluation régulière de la tolérance et de l'efficacité des traitements mis en place. L'hospitalisation permet également d'instaurer un cadre apaisant permettant de couper avec certaines stimulations extérieures trop intenses. Elle permet enfin de débuter une psychothérapie intensive.

70 Peut-on hospitaliser un proche souffrant d'un trouble schizophrénique sans son accord ?

Oui, dans certaines situations, et sur avis spécialisé d'un psychiatre, il est possible d'hospitaliser une personne sans son accord. Bien entendu, il sera toujours recherché l'accord du patient qui est important pour l'établissement d'une relation médecin-malade de qualité. Cependant, il peut, exceptionnellement, être nécessaire, pour des raisons d'urgence aux soins ou de danger imminent, de passer outre l'avis du patient et de décider d'une hospitalisation sans consentement.

Dans la schizophrénie, ce sont surtout les épisodes aigus qui sont concernés. Il s'agit essentiellement de troubles du comportement, de situations de risque de passage à l'acte auto- ou hétéro-agressif ou de mise en danger du patient, parfois de non-reconnaissance de son état. Dans ces cas, si le psychiatre estime que l'état psychique du patient rend impossible son consentement aux soins, la loi française prévoit deux modes d'hospitalisation sans consentement : les soins à la demande d'un tiers (SDT) et les soins psychiatriques sur demande du représentant de l'État (SDRE). Ces modes d'hospitalisations sont régis par la loi du 5 juillet 2011 (en réforme de la loi de 1990 sur les hospitalisations) et les articles L3212-1 (ou -3 en cas de péril imminent) et L3213-1 (ou -3 si péril imminent) du code de la santé publique. Il est ainsi possible d'hospitaliser le patient sans son consentement si «[son] état impose des soins immédiats assortis d'une surveillance constante en milieu hospitalier » et que « ses troubles rendent impossible son consentement ». La mesure de SDT est (sauf urgence) constituée d'une demande manuscrite d'un tiers (idéalement famille proche du patient) et de deux certificats médicaux attestant de l'état psychiatrique du patient.

Si une mesure d'hospitalisation sans consentement est mise en place, le patient perd son pouvoir décisionnel par rapport aux soins (et à l'hospitalisation) qui peuvent désormais lui être imposés. La mesure est réévaluée régulièrement (et dès les 24e et 72e heures d'hospitalisation) et est soumise au contrôle du juge d'application des libertés. La levée de la mesure se fait soit par le psychiatre, soit par le tiers signataire, soit sur décision judiciaire, soit encore par recours auprès de la commission départementale des hospitalisations psychiatriques.

La décision d'hospitaliser un proche sans son consentement et de le priver de sa liberté de choix est difficile à prendre pour les familles de patients mais elle doit être mise en balance avec un risque de passage à l'acte auto- ou hétéro-agressifs ou de troubles du comportement majeurs. C'est également une décision difficile pour un professionnel de santé, mais qui garde pour objectif le soin d'un patient en grande souffrance morale.

71 Des mesures de contention sont-elles parfois utilisées dans le traitement de la schizophrénie ?

Oui, mais cela reste l'exception, quand toutes les autres mesures ont échoué. En effet, les symptômes de la schizophrénie peuvent générer une angoisse telle que parfois le patient présente des troubles du comportement, comme une grande agitation, ou une agressivité physique envers lui-même ou son environnement. Dans ces cas, des mesures telles qu'une attitude calme et rassurante, et le plus souvent un traitement médicamenteux, permettent fréquemment de diminuer, voire de faire disparaître les troubles du comportement.

Cependant, il arrive que ces mesures ne soient pas suffisantes. Il peut alors être fait appel à des mesures de contention.

Comme il est rappelé dans les recommandations françaises de l'Agence nationale d'accréditation et d'évaluation en santé (ANAES, qui précédait la Haute Autorité de santé ou HAS), la contention consiste à restreindre ou maîtriser les mouvements d'un patient par un dispositif fixé sur un lit, ou sur un brancard. Il s'agit d'une mesure d'exception, temporaire, qui ne constitue pas à elle seule une mesure thérapeutique et dont les effets secondaires peuvent être graves. Elle doit toujours être associée à une sédation médicamenteuse. C'est un soin relevant de la prescription médicale, et dont l'objectif est la protection du patient.

Il peut également arriver qu'il soit nécessaire de restreindre la liberté d'aller et venir du patient, par exemple pour éviter qu'il ne fasse du mal à lui-même ou à autrui. Dans ces cas, il est possible de placer le patient dans une chambre d'apaisement, dont la porte est fermée à clé. Une surveillance régulière, voire constante, est alors assurée. Comme pour la contention, ce traitement est un acte médical, dont l'objectif est une amélioration de l'état clinique du patient, et dont la durée doit être la plus courte possible.

Ces mesures de contention et de mise en chambre d'apaisement sont rares, et même chez les patients pour lesquels elles s'avèrent nécessaires, ne constituent que des temps très réduits de la prise en charge.

Qu'appelle-t-on « hospitalisation à domicile » ? 72

L'hospitalisation à domicile (HAD) est un concept qui s'est développé après la Seconde Guerre mondiale. Il permettait de répondre à l'idée que certains malades pouvaient poursuivre leurs soins hors de l'hôpital. En psychiatrie en particulier, certaines voix s'élevaient alors pour permettre aux malades mentaux un retour vers la cité, loin de la vision « asilaire ».

L'HAD peut ainsi se définir comme un cadre de soins établi au domicile du patient, en favorisant des soins continus et coordonnés entre différents intervenants. Elle se pose en alternative aux temps d'hospitalisations à temps plein mais représente un cadre plus intensif de soins que les soins ambulatoires (de type visites à domicile ou consultations). L'HAD demande une organisation importante et constitue une véritable « hospitalisation » réalisée au domicile demandant de nombreux moyens humains et financiers.

Existant déjà dans certaines disciplines, sa mise en place dans le champ de la Santé Mentale se développe très progressivement. Elle permet notamment aux patients souffrant de schizophrénie et stabilisés (ou ne nécessitant pas une hospitalisation à temps complet) de bénéficier de soins dans leur cadre de vie, auprès de leur entourage. L'HAD trouve tout son intérêt dans cette pathologie chronique en favorisant la qualité de vie des patients et de leurs proches, tout en permettant des soins adaptés et de qualité. En cela, elle participe largement à la déstigmatisation des malades mentaux (et en particulier des patients soufrant de schizophrénie) en leur permettant d'évoluer hors de l'hôpital et au sein de la population générale.

73 Peut-on soigner un patient sans son consentement hors de l'hôpital ?

Oui, depuis juillet 2011, la loi permet d'instaurer des soins ambulatoires (c'est-à-dire en dehors de l'hôpital) sans le consentement du patient (voir la question sur les soins hospitaliers sans consentement).

Après une période d'évaluation de 72 heures au sein de l'hôpital, il est possible pour le psychiatre de rédiger un certificat demandant la poursuite, en ambulatoire, des soins sans le consentement du patient. Après avoir recueilli l'avis du patient, le psychiatre établit un programme de soins qui en fixe la nature, la périodicité et le lieu où ils seront réalisés. L'objectif est de permettre un retour à domicile plus rapide, et de donner un cadre légal à des « sorties d'essai » qui se prolongeaient.

Un certificat médical justifiant de la poursuite des soins sans consentement est réalisé dans les 8 premiers jours, le premier mois, puis tous les mois. Le psychiatre peut à tout moment prononcer la levée de la mesure de soins sans consentement comme le retour à des soins en milieu hospitalier.

Cette loi a soulevé de nombreuses inquiétudes quant à une atteinte aux libertés individuelles. Le patient peut saisir le juge des libertés ou la commission départementale des soins psychiatriques chargée d'examiner la situation des personnes soignées sans leur consentement, afin d'évaluer la validité des soins sans consentement.

Rappelons qu'en particulier en ambulatoire, et même s'il ne peut pas toujours être obtenu, le consentement du patient doit toujours être recherché. Les soins, délivrés dans l'intérêt du patient, sont toujours plus efficaces dans le cadre d'une relation de confiance que de méfiance ou de contrainte.

Pour toutes ces raisons, les soins sans consentement doivent rester l'exception.

74 Psychiatre, psychothérapeute, médecin généraliste, infirmier, CMP… Qui est qui et qui fait quoi dans la prise en charge de la schizophrénie ?

La Haute Autorité de santé (HAS) indique que les objectifs de soins seront atteints au mieux si un réseau s'organise autour du patient. Il n'est cependant pas toujours facile pour les patients et leurs familles de s'y retrouver face aux nombreuses structures et intervenants impliqués.

- Le *psychiatre* pose le diagnostic et établit un plan de soins qu'il coordonne avec l'ensemble des intervenants, et en lien avec le *médecin généraliste* (qui est le plus souvent le médecin traitant). Psychiatre et médecin traitant sont les deux seuls à pouvoir prescrire les médicaments. Des *médecins spécialistes* peuvent également intervenir pour un avis complémentaire sur le diagnostic (diagnostic différentiel) ou sur un effet secondaire des traitements.
- Le *psychothérapeute* est le plus souvent un psychiatre, psychologue ou infirmier formé à une psychothérapie structurée (voir la question se rapportant aux psychothérapies).
- *L'infirmier* peut assurer un contact plus fréquent avec le patient, réaliser les prises de sang, animer un atelier thérapeutique, ou encore effectuer des visites à domicile en cas de besoin.
- Le *psychologue* peut, en plus d'une éventuelle psychothérapie, proposer un bilan de personnalité et/ou un bilan neuropsychologique (évaluation des fonctions cognitives).
- *L'assistant social* aide le patient dans ses démarches sociales en cas de besoin : demande d'allocation adulte handicapé (AAH), reconnaissance d'invalidité, intervention auprès des maisons départementales de personnes handicapées (MDPH), etc.
- Le *tuteur* ou *curateur* est la personne qui gère les biens du patient si celui-ci est sous mesure de protection.
- Le *centre médico-psychologique* (CMP) est le centre de consultation où peut se rendre le patient pour rencontrer les différents intervenants.

- Le *centre d'accueil thérapeutique à temps partiel* (CATTP) est le lieu où l'on trouve différents types de socio-thérapies. CMP et CATTP sont parfois dans le même lieu.
- Les *groupes d'entraide mutuelle* (GEM) sont des associations où les patients peuvent se retrouver et échanger sur leurs expériences, se soutenir, mais aussi organiser des ateliers de socio-thérapie.

Bien entendu, en fonction de la sévérité de leur trouble et de leur environnement socio-familial, tous les patients ne nécessitent pas l'intervention de tous ces professionnels et structures.

Depuis la Seconde Guerre mondiale l'organisation de la psychiatrie a radicalement changé. À un système centré sur l'hospitalisation à temps plein, pour des durées longues voire infinies, et loin des centres de populations denses (« l'asile »), a succédé la politique dite « de secteur », qui consiste à privilégier les solutions alternatives à l'hospitalisation, au plus proche des lieux de vie, évitant la « ségrégation » des patients souffrant de troubles psychiatriques. Ainsi, la psychiatrie « désaliéniste » a permis une évolution vers une prise en charge « hors les murs » de l'hôpital psychiatrique.

C'est ainsi qu'est apparue la politique de secteur, qui consiste à organiser l'ensemble des soins de la psychiatrie publique en unités de base : le secteur psychiatrique. Cette organisation en réseau de soins était à l'époque très innovante et prévaut désormais dans la plupart des pays européens.

Le secteur psychiatrique a pour mission de coordonner et de dispenser, pour une population et un territoire de proximité, l'ensemble des soins et services nécessaires à la couverture globale des besoins : prévention, soins, postcure et réadaptation. En 2003, il existait 815 secteurs, soit un secteur pour 56 100 habitants âgés de plus de 20 ans. Chaque habitant dépend donc d'un secteur psychiatrique et, même si tout patient est libre de choisir le médecin qui s'occupe de lui et le lieu où il est hospitalisé, l'engorgement des centres de consultation rend en pratique bien difficile de consulter dans la psychiatrie publique ailleurs que dans le secteur dont on dépend. Il est par ailleurs préférable de consulter dans son secteur, pour bénéficier de la cohérence de son organisation à proximité de chez soi.

Ce mouvement de « désinstitutionalisation », en essayant de développer les alternatives à l'hospitalisation, a également conduit à la fermeture de nombreux lits de psychiatrie. Ces fermetures ne sont malheureusement pas toujours compensées par des moyens équivalents dans les structures alternatives.

76 Qu'est-ce qu'un « hôpital de jour » ?

Des structures comme l'hôpital de jour, ou le centre d'accueil thérapeutique à temps partiel (CATTP) remplissent certaines fonctions qui étaient auparavant attribuées à l'hôpital. Ces structures sont particulièrement adaptées aux patients souffrant de schizophrénie.

Ainsi, en hôpital de jour, il est possible d'évaluer la symptomatologie d'un patient, de poser un diagnostic, et de proposer un traitement aux patients souffrant de troubles psychiatriques. Les patients se rendent à l'hôpital de jour sur des temps limités (d'une fois par semaine à tous les jours), mais ne dorment pas à l'hôpital. À l'hôpital de jour, ils rencontrent un psychiatre, des infirmiers, et tout le personnel intervenant dans la prise en charge de patients souffrant de schizophrénie. Le plus souvent des ateliers thérapeutiques sont proposés : groupes de parole, art-thérapie, ergothérapie. Il peut aussi parfois simplement s'agir d'offrir un lieu de convivialité et de sociabilité pour des patients en difficulté du fait de leurs symptômes.

Les avantages de l'hôpital de jour sont nombreux. Il permet de maintenir le patient dans son environnement habituel et donc de limiter les ruptures avec celui-ci. Il peut constituer une alternative à l'hospitalisation, ou en diminuer la durée (en prenant le relais de celle-ci), et peut permettre une participation active du patient et de ses proches dans la prise en charge. Il représente également un moindre coût pour le patient et pour l'assurance-maladie qu'une hospitalisation à temps complet.

La prise en charge en hôpital de jour n'a pas pour vocation de remplacer toutes les hospitalisations « classiques » à temps complet, qui sont dans certains cas inévitables. Elle constitue cependant dans de nombreux cas une solution alternative, intermédiaire et complémentaire.

Quelle est la place des psychothérapies dans le traitement de la schizophrénie ? 77

On parle souvent des traitements médicamenteux de la schizophrénie, de leurs effets bénéfiques, de leurs effets secondaires ou indésirables. Au côté de ces thérapeutiques, les psychothérapies conservent tout leur intérêt.

Adaptées aux différentes phases de la maladie (aiguë, chronique) et aux différents profils des patients souffrant de schizophrénie, les psychothérapies occupent une place importante dans la prise en charge de la maladie.

Il en existe différents types et certaines font l'objet de questions de cet ouvrage. On peut citer par exemple les psychothérapies institutionnelles, les thérapies cognitives et comportementales, la remédiation et la réhabilitation psychosociale cognitive, la psychoéducation et les prises en charge d'inspiration psychanalytique.

L'intérêt de la psychothérapie se « mesure » en terme de qualité de vie, d'observance médicamenteuse et de fréquence de rechute (épisodes aigus de décompensation). En effet, de nombreuses études montrent que les taux de rechute et d'arrêt de traitement sont nettement améliorés par l'association d'une prise en charge psychothérapeutique à la prescription médicamenteuse.

Ainsi il reste difficile à concevoir une prise en charge de patients souffrant de schizophrénie par la seule prescription de traitements médicamenteux, sans intervention psychothérapeutique conjointe.

78 Qu'appelle-t-on « psychoéducation » ?

La psychoéducation est une approche psychothérapeutique qui se développe depuis quelques années dans la schizophrénie. Elle repose sur le constat que les patients informés de leur diagnostic et de leur pathologie rechutent moins souvent que les autres. Aux États-Unis, l'American Psychiatric Association (APA) recommande son utilisation dès la phase aiguë de la maladie puis tout au long de l'évolution de cette dernière.

La psychoéducation se déroule en général en plusieurs temps : des séances éducatives pendant lesquelles le patient est informé de sa maladie et de ses caractéristiques (symptômes, causes, traitements, etc.), puis des séances d'entraînement à la communication et à la résolution de problèmes et enfin des séances de gestion des situations de crise. Ces différents temps thérapeutiques permettent une meilleure compréhension de la maladie (avec pour conséquence une meilleure adhésion aux soins), une amélioration de l'adaptation sociale, une diminution des rechutes et surtout une augmentation de la qualité de vie.

Cette psychothérapie, souvent réalisée en groupe, est un complément à la thérapeutique médicamenteuse et à la psychothérapie individuelle. Elle doit être adaptée au patient, au degré de sévérité de sa maladie, à son stade évolutif et au contexte culturel et de vie dans lequel évolue le patient.

Qu'appelle-t-on remédiation cognitive ? 79

La remédiation cognitive est une technique psychothérapeutique qui s'est récemment développée dans le traitement de la schizophrénie. Elle part du constat que les troubles cognitifs ont un impact important sur le pronostic fonctionnel et social des patients souffrant de schizophrénie (voir question correspondante de cet ouvrage).

Le développement de cette technique part du postulat que les patients peuvent, par un entraînement spécifique de certaines fonctions cognitives (mémoire, fonctions exécutives, planification), améliorer leur fonctionnement global et leurs capacités d'apprentissage et de réalisation de tâches. Cela suppose évidemment une certaine plasticité fonctionnelle des régions cérébrales touchées (c'est-à-dire une capacité de ces régions à redevenir fonctionnelles alors qu'elles ne l'étaient plus). Si les premiers résultats des programmes de remédiation cognitive sont encourageants avec une amélioration de la qualité de vie, il reste difficile d'évaluer le maintien de l'amélioration cognitive dans le temps.

L'entraînement aux habiletés sociales est une technique qui se rapproche de la remédiation cognitive. C'est une méthode d'apprentissage adaptée aux patients souffrant de schizophrénie, au degré d'évolution de leur maladie et à leurs capacités. Le patient apprend, par des entraînements spécifiques, des compétences particulières comme la résolution de problèmes, la gestion de son traitement, des éléments de communication interpersonnelle, l'affirmation de soi ou encore des stratégies d'organisation.

Ces psychothérapies ont certes en commun de permettre une diminution de la fréquence et du nombre de rechutes et une meilleure adaptation sociale mais elles partagent également leurs limites qui sont les interrogations concernant la conservation de ces apprentissages dans le temps.

80 Qu'est-ce que la psychothérapie institutionnelle ?

Rédigé avec la collaboration du Dr de Montchenu.

La psychothérapie institutionnelle est une technique psychothérapeutique basée sur l'institution, c'est-à-dire, de façon générale, l'Hôpital et son organisation. Fondée au décours de la Seconde Guerre mondiale, elle est définie par le psychiatre Daumezon (l'un de ses fondateurs) comme « un modèle d'élaboration théorique et pratique du soin psychiatrique utilisant [...] à des fins psychothérapeutiques le lieu d'échanges et de rencontres où est accueilli et traité le malade ».

Le principe de la psychothérapie institutionnelle repose sur les interactions entre le patient et l'Institution (au sens des intervenants soignants et des soins). Ces interactions sont à double sens (on parle de transfert et de contre-transfert) et méritent d'être interprétées au regard de la pathologie des patients. Ainsi, en s'appuyant sur ces interactions et leur interprétation, il peut être mené un soin psychothérapeutique dans lequel le patient et l'institution prennent une part active.

Cette technique psychothérapeutique est particulièrement adaptée au traitement de la schizophrénie car elle offre un cadre thérapeutique permettant de laisser s'exprimer les éléments de fonctionnement psychique des patients. En outre, les patients souffrant de schizophrénie sont souvent amenés à être hospitalisés, parfois de façon répétée ou relativement longue. La psychothérapie institutionnelle prend ainsi toute sa place dans la prise en charge de ces patients, tant pendant les phases aiguës qu'à distance, via l'intervention de soignants du secteur (voir question correspondante sur la prise en charge ambulatoire).

Comment soigner par l'art-thérapie et l'ergothérapie ? 81

Dans les années 1940, l'artiste Jean Dubuffet découvre les productions artistiques de patients hospitalisés dans des services de psychiatrie, et nomme ce type d'expression « l'art brut ». Pour certains patients il n'est pas toujours facile de s'exprimer par la parole, de faire part de ses ressentis, ou simplement d'identifier et décrire ses propres émotions (on parle alors d'alexithymie).

L'art-thérapie, également parfois appelée médiation artistique, est l'utilisation de l'art comme d'un support pour s'exprimer et qui a pour but le soin. L'art-thérapeute se place donc dans une démarche psychothérapeutique, et l'important n'est pas la qualité (toujours subjective) de la production artistique, mais ce qui se passe au cours du processus de création. Par exemple, l'utilisation de l'art permet à certains patients dont les symptômes négatifs sont au premier plan de faire preuve de ressources insoupçonnées jusqu'alors en leur fournissant un autre support pour s'exprimer. Différents supports artistiques peuvent être utilisés : dessin, peinture, sculpture, théâtre, danse, vidéo, etc.

L'ergothérapie se place plus dans une perspective de réadaptation, et s'exerce donc dans un cadre plus structuré. Rappelons en effet qu'un grand nombre de patients présente des symptômes résiduels (qui persistent en dehors des phases aiguës). *Ergon* signifie « travail » en grec, et l'ergothérapie s'appuie donc sur le travail manuel pour le soin de patients souffrant de handicap, afin d'atteindre un niveau maximal d'autonomie. Une première phase cherche à évaluer les besoins et objectifs du patient, et les ressources (psychologiques et environnementales) à sa disposition pour atteindre ces objectifs. L'utilisation de travaux manuels adaptés à chaque patient permet ensuite de s'appuyer sur ces ressources pour essayer d'adapter au mieux les interactions entre le patient et son environnement pour retrouver un équilibre.

Ces thérapies « médiatisées » (utilisant un support extérieur) sont complémentaires des autres traitements (médicamenteux et psychothérapeutiques).

82 Qu'appelle-t-on observance du traitement ?

L'observance est définie dans la langue française comme « l'action de se conformer à une règle » (dictionnaire *Trésor de la langue française*). En médecine l'observance, appelée également adhésion au traitement ou compliance, est l'adéquation existant entre le comportement d'un patient et les recommandations formulées par son médecin.

L'observance est l'enjeu de toute prescription médicamenteuse par un médecin à son patient. En psychiatrie, on estime que près d'un patient sur deux ne prend pas correctement son traitement (prise nulle, insuffisante ou par excès) après la sortie de l'hôpital.

Les conséquences d'une mauvaise observance thérapeutique sont une perte efficacité des traitements, des conséquences potentiellement graves pour la santé (surdosage) et des conséquences économiques (surconsommation de soins).

Les causes possibles de mal-observance peuvent être liées au traitement (nombre de comprimés ou nombre de prises trop élevés, durée du traitement, effets indésirables trop importants ou image négative véhiculée par les traitements), au patient (observance plus basse chez les célibataires, les jeunes ou chez les patients présentant des troubles de la personnalité), à la maladie (difficultés à s'organiser, symptômes résiduels, signes négatifs de la schizophrénie) au médecin, à la qualité de la relation médecin-malade ou encore à la présence de l'entourage.

L'ensemble de ces facteurs justifient cet ouvrage tant l'observance médicamenteuse est un enjeu important dans le traitement de la schizophrénie. En pratique, il n'est pas rare que les patients se confrontent à plusieurs arrêts de soins et rechutes avant de percevoir l'intérêt d'une prise régulière des traitements. Une bonne relation médecin-malade, une confiance envers le médecin passant par une bonne explication de la maladie, des bénéfices et des risques des traitements devraient permettre d'améliorer l'observance et de diminuer le risque de rechutes délirantes. Les traitements par injection « retard » (formes à libération prolongée) sont une solution parmi d'autres pour favoriser l'observance (voir question correspondante dans cet ouvrage).

83 Est-il possible de se sortir de la schizophrénie « par soi-même » ?

Non, il n'est pas raisonnable de penser qu'il est possible de se sortir de la schizophrénie sans aide extérieure.

Par définition, la schizophrénie est une maladie chronique dont l'évolution est émaillée par des épisodes aigus de décompensation. Il est certes possible de connaître des périodes d'amélioration de la maladie dites « spontanées » ou indépendantes des différents traitements ou prises en charge. Cependant, l'obtention d'une rémission durable (voir la définition de ce terme dans la question traitant de la guérison dans ce même ouvrage) semble passer nécessairement par une intervention thérapeutique extérieure, qu'elle soit médicamenteuse et/ou psychothérapeutique.

Avoir l'illusion de « s'en sortir tout seul » est certes légitime mais pas raisonnable. En particulier, elle présente le risque d'un retard au traitement alors même que l'on sait que le facteur pronostic le plus robuste d'évolution favorable de la schizophrénie semble être la précocité de la prise en charge.

Dans certaines formes cliniques, il est possible de limiter la prise de traitement médicamenteux mais les autres éléments de prise en charge (psychothérapeutique, social, familial) ne doivent pas être négligés. À l'inverse, nous l'avons vu, il serait faux de penser que les traitements médicamenteux seront le seul élément thérapeutique. En particulier, s'il n'est probablement pas possible de « s'en sortir seul », il n'est probablement pas non plus imaginable de se passer d'une participation active aux soins du patient souffrant de schizophrénie. On parle alors d'obtenir « l'adhésion aux soins » du patient.

84 Existe-t-il des mesures de protection en urgence pour les patients souffrant de schizophrénie ?

Lors des épisodes aigus, les patients souffrant de schizophrénie peuvent présenter des troubles du comportement (voir question correspondante du même ouvrage) pouvant mettre en danger leur intégrité physique, psychique ou « sociale ». La première mesure de protection à discuter en cas d'épisode aigu est l'hospitalisation ; elle fait l'objet d'une question de cet ouvrage.

Lors de ces épisodes, les patients atteints de schizophrénie peuvent se mettre en difficulté (ainsi que leurs proches) sur le plan financier et socio-professionnel. Il existe une mesure de protection civile permettant de « protéger » les patients en phase aiguë : la sauvegarde de justice.

La sauvegarde de justice est la moins contraignante et la plus temporaire des mesures de protection civile. Il s'agit d'une mesure provisoire, à effet immédiat, prononcée pour une durée de deux mois, éventuellement renouvelable (un nombre indéterminé de fois) et prenant fin d'elle-même à l'expiration du délai de sa déclaration. Deux modalités de mise en place d'une sauvegarde de justice sont possibles : par simple déclaration (certificat) du médecin traitant (ou du psychiatre) au procureur de la République ou par décision du juge des tutelles.

Les effets de la sauvegarde de justice sont limités. En particulier, elle n'a pas de conséquences pour les droits civils ou civiques du protégé et ne l'empêche pas d'agir. Elle rend possible pour le patient, sa famille ou le juge des tutelles d'intenter une action en annulation ou en réduction pour excès auprès des tribunaux pour des actes qu'ils estiment « inconsidérés ». La décision de révision de ces actes appartient aux tribunaux et n'est pas systématique.

La tutelle et la curatelle sont des mesures de protection plus contraignantes qui ne sont pas initiées en urgence et interviennent dans un cadre plus large que les épisodes aigus (voir la question correspondante du même ouvrage).

Existe-t-il des mesures de protection à long terme pour les patients souffrant de schizophrénie ? 85

Oui, des mesures de protection à long terme existent : la curatelle et la tutelle. En effet, il peut arriver que les éléments délirants, les symptômes négatifs ou la désorganisation de la pensée conduisent les patients souffrant de schizophrénie à présenter une altération de leur discernement et par conséquent à être inaptes à la gestion de leurs biens et à l'exercice de tout ou partie de leurs droits civils, civiques ou juridiques.

La curatelle est prononcée par le juge des tutelles, sur la demande du malade, ou de sa famille, au vu d'un certificat médical établi par un psychiatre figurant sur la liste spéciale du procureur de la République. Elle a pour objectif de protéger le sujet de décisions intempestives touchant son patrimoine, tout en préservant au maximum son autonomie et sa vie sociale. Un curateur est désigné, idéalement une personne proche du patient, sinon une association de gestion habilitée. Une fois en place, la curatelle est durable, et seul le juge des tutelles peut y mettre fin.

Sur le plan civique, le protégé conserve le droit de vote et peut se marier ou effectuer une donation uniquement avec l'avis du curateur. Le protégé reste gestionnaire de ses biens, mais il existe une possibilité d'action en nullité ou en réduction si le trouble mental au moment de l'acte peut être prouvé. La curatelle renforcée est une modalité particulière où c'est le curateur qui gère les biens du protégé, elle est donc beaucoup plus contraignante.

La tutelle est établie en suivant les mêmes démarches que la curatelle. Le protégé sous tutelle perd son droit de vote, et doit être en toutes circonstances de sa vie civile représenté par son tuteur, qui gère l'ensemble de ses biens.

86 Quelles sont les aides sociales pour la schizophrénie ?

La schizophrénie est une pathologie chronique, nécessitant un traitement prolongé et coûteux. Elle figure donc, à ce titre, sur la liste des trente *affections de longue durée* (ALD30), qui donne droit à une prise en charge à 100 % par la sécurité sociale des soins liés à la maladie : consultations, traitements médicamenteux, certains transports et la part médicale des hospitalisations. Le forfait journalier hospitalier qui couvre les dépenses dites « d'hôtellerie » reste à la charge du patient.

Pour que le patient puisse bénéficier d'une prise en charge au titre de l'ALD, le médecin traitant doit en faire la demande à la caisse primaire d'assurance-maladie (CPAM). Le psychiatre peut également faire cette demande, mais alors l'ALD, si elle est accordée dans ces conditions, ne l'est que pour une durée de 6 mois. Le médecin traitant pourra alors faire, à son tour, une demande pour une durée plus longue.

Par ailleurs, la schizophrénie peut avoir un retentissement sur la vie professionnelle et plusieurs options sont alors envisageables.

Suite à un arrêt de travail, le médecin peut proposer la *reprise du travail sous forme de temps partiel thérapeutique*, en accord avec le médecin-conseil de la CPAM. La reprise du travail peut alors se faire selon des modalités déterminées entre le médecin, l'employeur, le médecin du travail et le patient.

Au-delà de 3 ans d'arrêt maladie, le patient est placé en *invalidité*, et touche donc une pension. En cours d'invalidité, il est possible de reprendre le travail, mais l'addition de la pension et du nouveau salaire ne doit pas être supérieure au salaire de référence. Les fonctionnaires peuvent bénéficier du *Congé de Longue Durée* (CLD), qui préserve le salaire dans son intégralité pendant 3 à 5 ans.

La *maison départementale des personnes handicapées* (MDPH) délivre le *statut de travailleur handicapé*, qui permet d'accéder à des emplois protégés (en milieu ordinaire ou en milieu protégé comme les centres d'aide par le travail ou CAT). *L'allocation adulte handicapé* (AAH) est également attribuée par la MDPH sous conditions. Elle vient compenser l'incapacité à travailler induite par la maladie.

D'une façon générale, les assistants sociaux présents à l'hôpital, en clinique ou dans des structures spécialisées (type centres communaux d'action sociale, CCAS, ou centre médico-sociaux, CMS) sont des professionnels pouvant informer et aider les patients dans leurs démarches sociales.

87 Un patient souffrant de schizophrénie est-il responsable de ses actes ?

Cela dépend de son état psychique. Toute personne est responsable de ses actes devant la loi. Cependant, il existe une exception à cette règle dans le champ de la médecine. En effet, un patient souffrant de trouble psychiatrique, notamment de schizophrénie, peut lors d'un épisode aigu présenter une abolition de son discernement. C'est par exemple typiquement le cas lors d'un épisode délirant aigu. Le patient peut n'être pas considéré comme responsable de ses actes, s'il peut être prouvé qu'au moment des faits une maladie l'empêchait de prendre ses propres décisions, d'en mesurer les conséquences, ou tout simplement que ces actes n'avaient pas de sens pour lui.

Le droit distingue l'abolition du discernement de son altération. Dans le premier cas, le patient n'a plus aucun discernement quant à ses actes, alors que dans le second, le discernement n'est pas complet, et le patient peut être jugé.

Malheureusement, la médiatisation de quelques dramatiques affaires jouant sur l'émotion de l'opinion publique a récemment conduit à une incompréhension quant à la nature de l'irresponsabilité pénale d'un patient en crise sévère. L'irresponsabilité conduit à un « non-lieu », et cette formulation peut laisser entendre que la justice considère que l'acte n'a pas eu lieu, ce qui apparaît inacceptable aux yeux des proches d'une victime. En réalité, le terme non-lieu signifie qu'il n'y a pas lieu de poursuivre en justice l'individu, puisqu'au regard de la loi celui-ci n'avait plus son discernement.

Bien entendu, il est possible de présenter un trouble psychiatrique grave et d'être encore parfaitement conscient de ses actes. L'évaluation de la responsabilité d'un patient, de l'abolition ou de l'altération de son discernement est donc délicate, et ne peut être réalisée que lors d'une expertise psychiatrique. C'est en revanche à la justice, au vu des pièces dont l'expertise psychiatrique (et parfois plusieurs expertises contradictoires), de décider s'il y a lieu de poursuivre ou pas un individu.

Quelle attitude l'entourage doit-il adopter face à un patient souffrant de schizophrénie ? 88

Du point de vue des patients, la schizophrénie est une maladie qui a un fort retentissement sur leurs relations avec leurs proches. Mais il est bien souvent difficile pour les familles de comprendre le trouble, et de savoir comment réagir face à la maladie.

Chaque patient est différent, de même que chaque situation familiale. Il est donc difficile de formuler des recommandations qui seraient valables dans tous les cas. D'une manière générale, il est surtout important que chacun réagisse au mieux en fonction de sa propre personnalité et de son histoire personnelle.

Un élément crucial pour savoir quelle attitude adopter est de comprendre la maladie et sa prise en charge. Fournir aux familles des outils permettant une meilleure compréhension de la schizophrénie est donc plus efficace pour les aider à trouver l'attitude à adopter que de détailler une liste de comportements à mettre en œuvre ou à éviter. C'est une des raisons pour lesquelles cet ouvrage est rédigé.

Pour plus de précisions, les séances de psychoéducation, ou simplement un contact entre le psychiatre et la famille du patient (avec l'accord et en présence de ce dernier) sont à recommander dans la plupart des cas. À nouveau, il ne s'agira pas forcément de donner des conseils valables pour tous et tout le temps, mais plutôt d'aider les proches à trouver la réponse qui correspond le mieux au patient, à son entourage et à leur type de relation.

89 Quelle peut-être l'attitude de l'entourage en cas d'urgence ?

Il y a urgence dans la schizophrénie en cas d'épisode aigu associé à des troubles du comportement. Par exemple lors d'une décompensation délirante aiguë ou en cas de mise en danger de soi ou des autres par des troubles du comportement.

La première attitude de l'entourage doit être d'essayer d'apaiser le patient souffrant de schizophrénie et de l'orienter vers des soins. L'accès aux soins est primordial car il permettra la mise en place des mesures d'urgence adaptées (hospitalisation, traitement, etc.). L'apaisement et la protection du patient en difficulté passe souvent par une présence rassurante à ses côtés, en attendant l'intervention d'un soignant.

Les soignants auxquels il peut être fait appel dépendent du degré d'urgence et de troubles du comportement : parfois, il s'agit des services de secours d'urgence (type pompiers ou SAMU, joignables au 15 ou au 112), parfois le recours à des médecins en intervention d'urgence au domicile (type SOS médecins) peut être nécessaire. Plus souvent, un appel au médecin traitant ou au psychiatre permettent d'avoir un premier avis médical. Enfin, lorsque l'urgence ne nécessite pas d'intervention au domicile, il est possible d'accompagner le patient vers des structures de soins : cabinet du médecin traitant, services d'urgence des hôpitaux ou service d'accueil spécialisé des urgences psychiatriques.

Il est important de préciser que, plus que le type de structure ou d'intervenant, c'est surtout le recours au soin qui est fondamental permettant l'engagement d'une prise en charge appropriée au degré d'urgence et à la souffrance du patient. Lors d'une phase aiguë, il est parfois difficile pour les proches d'obtenir l'accord du patient pour l'amener aux soins. Rappelons que dans les cas d'urgence et de mise en danger, il est possible, en particulier pour un patient qui n'aurait pas la conscience du caractère pathologique de son comportement, de recourir à des soins sans consentement.

Est-ce de la faute des familles si un de leurs membres souffre de schizophrénie ? 90

Non ! S'il peut arriver que les patients ou leur entourage se questionnent sur leur responsabilité dans la survenue de la maladie, on pense actuellement que la maladie se développe chez un individu qui regroupe un ensemble de conditions « défavorables » (voir les questions sur les causes du trouble) : une vulnérabilité biologique, associée à des facteurs environnementaux et des événements de vie stressants.

Les études sur l'influence des familles dans la genèse du trouble ont produit des résultats contradictoires, et il n'est actuellement pas possible de conclure à la responsabilité d'un dysfonctionnement familial dans l'apparition de la schizophrénie.

Cependant, si l'attitude de l'entourage n'est pas la cause de l'apparition de la maladie, le niveau de fonctionnement des patients une fois la maladie déclarée dépend en partie de celle-ci. En effet, la perception par le patient du support social dont il bénéficie d'une part, et les attitudes des membres de la famille ou des amis d'autre part, représentent des facteurs influençant significativement la capacité à gérer le quotidien des patients souffrant de schizophrénie.

On ne peut donc qu'encourager les familles à essayer de comprendre les symptômes et la prise en charge de la schizophrénie. Dans certains cas, une réflexion sur la dynamique familiale, éventuellement avec l'aide d'un professionnel de santé, peut s'avérer utile. En effet, même si la famille n'est pas la cause de la schizophrénie, l'équilibre familial est bien fréquemment perturbé par l'apparition de la maladie.

91 Quelles informations le psychiatre peut-il fournir à l'entourage du patient ?

Le secret médical permet que le patient puisse parler à son médecin en toute confiance. D'une manière générale, la règle est donc pour le médecin de ne pas divulguer d'informations concernant l'état de santé d'un patient, notamment le contenu des entretiens psychiatriques.

Cependant, la loi prévoit certains aménagements ou exceptions au secret médical. Ainsi, le code de la santé publique explique qu'« *en cas de diagnostic ou de pronostic grave, le secret médical ne s'oppose pas à ce que la famille, les proches de la personne malade ou la personne de confiance* [...] *reçoivent les informations nécessaires destinées à leur permettre d'apporter un soutien direct à celle-ci, sauf opposition de sa part. Seul un médecin est habilité à délivrer, ou à faire délivrer sous sa responsabilité, ces informations.* » Par ailleurs, « *toute personne majeure peut désigner une personne de confiance qui peut être un parent, un proche ou le médecin traitant, et qui sera consultée au cas où elle-même serait hors d'état d'exprimer sa volonté et de recevoir l'information nécessaire à cette fin.* [...] *Si le malade le souhaite, la personne de confiance l'accompagne dans ses démarches et assiste aux entretiens médicaux afin de l'aider dans ses décisions.* »

On le voit, il est donc tout à fait possible de donner certaines informations aux proches, afin qu'ils puissent être associés à la prise en charge. L'important est que cela se fasse avec l'accord du patient, et de bien distinguer le fait de fournir des informations aux proches sur la maladie et trahir la confidentialité des entretiens entre le patient et le psychiatre.

Dans le cadre de la schizophrénie, le secret médical peut être rompu sans l'accord du patient en cas de nécessité de soins immédiats et si le patient n'est pas en état de consentir à ceux-ci, c'est-à-dire dans les situations relevant des soins sans consentement (voir le chapitre sur cette question dans cet ouvrage). Le psychiatre peut alors donner certaines informations aux proches pour leur expliquer la gravité et l'urgence de la situation.

Existe-t-il des associations de patients ou de familles de patients souffrant de schizophrénie ? 92

Oui, et elles peuvent être d'une grande aide aux patients et à leurs familles. Bien souvent, ceux-ci se sentent isolés face aux difficultés quotidiennes liées à la maladie. Dans ce cas, rencontrer des personnes qui vivent la même expérience peut représenter un soutien significatif. Les associations peuvent aider les patients et leurs proches dans leurs démarches, les informer sur la maladie, leurs droits, ou tout simplement leur permettre d'échanger leur expérience.

Mieux vaut demander conseil à son psychiatre, ou se rendre dans une association reconnue, gage de « sérieux ».

Il existe en France un grand nombre d'associations (c'est pourquoi seules les principales sont mentionnées ici), qui sont organisées au niveau national avec bien souvent des sections locales. Il est possible de trouver leurs coordonnées sur leurs sites internet respectifs.

Par exemple, pour la schizophrénie, l'UNAFAM (Union nationale des amis et familles de personnes atteintes de maladie et/ou handicap psychique) est une des associations les plus développées et s'adresse avant tout aux proches, tandis que la FNAPSY (Fédération Nationale des Associations d'usagers en PSYchiatrie) est une association de patients, pour les patients. L'association « Schizo ?...Oui ! » regroupe des patients, des proches et des soignants, et a pour objectifs de développer l'information, la recherche, et la défense des droits des personnes.

93 Quels sont les modes d'évolution de la schizophrénie ?

L'évolution de la schizophrénie est très variable d'un individu à l'autre. Cette variabilité dépend d'une part de la forme clinique de la maladie et d'autre part de la qualité de la prise en charge.

D'une façon générale, la schizophrénie est d'évolution chronique. Plutôt que de « guérison », il serait alors plus juste de parler de « stabilisation » ou de « rémission » (voir la question correspondante du même ouvrage).

Dans les années 1940, plus de la moitié des patients souffrant de schizophrénie restaient hospitalisés plus de 5 ans après le diagnostic de la maladie. À l'heure actuelle, grâce aux progrès de prise en charge et notamment grâce aux traitements médicamenteux, on estime que seuls 10 % des patients seraient dans cette situation. Ces patients font probablement partie des 25 % de patients souffrant d'une schizophrénie dont l'évolution sera considérée comme « déficitaire », avec aggravation progressive des symptômes négatifs rendant la vie intellectuelle et sociale difficile. *A contrario*, près de la moitié des patients souffrant de schizophrénie auront une évolution sur le mode d'accès aigus symptomatiques (décompensations en particulier délirantes) séparés par des périodes de durée variable pendant lesquelles subsistera une symptomatologie négative stable en intensité. Les 25 % de patients restants seront ceux pour lesquels, grâce notamment à un traitement médicamenteux bien mené et à une prise en charge adaptée et précoce, une rémission sera possible de façon durable.

Ainsi, l'évolution de la schizophrénie peut être favorable chez certains patients ou déficitaire chez d'autres. La difficulté principale réside dans le fait que peu d'éléments permettront de prédire l'évolution de la maladie au moment du diagnostic. La précocité du diagnostic et du traitement reste le facteur majeur de prévention du risque d'évolution défavorable.

Qu'est-ce qu'une rechute, une récurrence, une récidive ? 94

Comme le précisait déjà Bleuler en 1911, l'évolution de la schizophrénie est faite de « poussées intermittentes et qui [peuvent] rétrocéder à tout moment sans toutefois permettre une totale restitution *ad integrum* ». On distingue parmi cette succession de « poussées » les « rechutes » et les « récurrences » ou « récidives ».

Une *rechute* est la réapparition de symptômes moins de six mois après un épisode aigu, alors que l'évolution était favorable avec une réponse, voire une rémission (voir le chapitre consacré à réponse et rémission dans cet ouvrage). On considère que les symptômes qui réapparaissent au cours d'une rechute ne constituent pas un nouvel épisode, mais font encore partie du dernier épisode en date. Ainsi, un patient sorti d'un épisode aigu depuis 1 mois et qui présenterait à nouveau des symptômes positifs serait en rechute de l'épisode précédent.

Une *récurrence* est la réapparition de symptômes plus de six mois après la fin du dernier épisode. À la différence d'une rechute, une récurrence est considérée comme un nouvel épisode de décompensation schizophrénique. Récidive est synonyme de récurrence, mais la connotation judiciaire du premier (on parle de récidive lorsqu'un criminel répète le crime pour lequel il a été condamné) nous fait préférer le second.

95 Peut-on guérir de la schizophrénie ?

La schizophrénie est une maladie chronique. Les traitements actuels n'en sont pas curatifs mais symptomatiques. On parle alors plus volontiers de rémission que de « guérison ».

Par définition, il n'est en effet pas raisonnable, à ce jour, de parler de « guérison » pour la schizophrénie. En revanche, il est important d'introduire la notion de « rémission ». Elle diffère de la stabilisation qui tient compte de l'état symptomatique du patient et vient constater une absence d'aggravation. La rémission se définit, elle, sur différents plans : symptomatique, cognitive et fonctionnelle.

La *rémission symptomatique* serait la régression des signes cliniques. Elle est alors définie par l'absence de symptômes. Elle est possible, en particulier sous traitement bien conduit, chez de nombreux patients. La *rémission cognitive* va à l'opposé des théories dégénératives de la schizophrénie. Elle se définit comme l'absence de troubles cognitifs chez des patients stabilisés. Enfin, la *rémission fonctionnelle* (ou psychosociale) paraît être la plus pertinente pour les patients souffrant de schizophrénie : elle correspondrait à un stade dans lequel la maladie serait suffisamment stabilisée pour permettre un fonctionnement optimal. Elle n'implique pas nécessairement l'absence de symptômes mais se concentre sur le fonctionnement global du patient. La notion de rémission fonctionnelle a largement participé au développement de la psychoéducation et de la réhabilitation qui ont pour objectif d'améliorer la qualité de vie des patients souffrant de schizophrénie en terme de fonctionnement global et de connaissance de leur maladie.

Il est ainsi possible de poser la rémission comme objectif raisonnable aux soins des patients souffrant de schizophrénie. Parler de guérison semble probablement trop optimiste et peu réaliste tandis que les patients peuvent entendre que l'objectif soit conçu en terme de qualité de vie, à l'image d'autres maladies chroniques comme le diabète. C'est ainsi qu'au cours de ces dernières années, le concept de « rétablissement » s'est développé afin de rendre compte d'une amélioration plus en terme de qualité de vie qu'exclusivement en terme de symptômes.

Quels facteurs influencent la qualité de vie des patients souffrant de schizophrénie ? 96

L'efficacité des traitements de la schizophrénie est évaluée sur des critères comme la diminution du nombre des symptômes et de leur intensité. Bien que ces symptômes en soient les éléments centraux, l'impact qu'a la maladie sur la vie des patients ne se résume pas à ces paramètres, et la qualité de vie est un concept qui s'est beaucoup développé ces dernières années. L'Organisation mondiale de la santé (OMS) définit la qualité de vie comme « la perception qu'a un individu de sa place dans l'existence, dans le contexte de sa culture et du système de valeurs dans lesquels il vit et en relation avec ses objectifs, ses normes et ses inquiétudes ».

Les patients souffrant de schizophrénie ont en moyenne une qualité de vie de 6 à 24 % inférieure à celle de la population générale, mais équivalente à celle des patients souffrant de trouble bipolaire, et supérieure à celle des patients souffrant de dépression ou de troubles anxieux.

D'un point de vue socio-environnemental, la qualité de vie des patients est corrélée à leur situation financière, mais pas à leur sexe, leur âge ni leur statut marital. Le soutien social dont bénéficient les patients ainsi que la présence d'éventuels facteurs de stress ont également une influence.

D'un point de vue clinique, le niveau de fonctionnement avant le début de la maladie, le nombre et l'intensité des symptômes négatifs, dépressifs et anxieux, et dans une moindre mesure des symptômes positifs, ainsi que la qualité du sommeil, influencent la qualité de vie.

En ce qui concerne les traitements, l'utilisation des neuroleptiques, de première comme de secondaire génération, améliore la qualité de vie. Les effets secondaires des neuroleptiques, et particulièrement la présence d'un syndrome parkinsonien (tremblements, rigidité musculaire, ralentissement), influencent négativement la qualité de vie des patients.

97 La sexualité des patients souffrant de schizophrénie est-elle perturbée ?

La schizophrénie par elle-même ne diminuerait pas le niveau de désir ni d'activité sexuelle, mais aurait une influence négative sur la satisfaction sexuelle. Selon certaines études, les femmes souffrant de schizophrénie auraient ainsi tendance à avoir une vie sexuelle plus « chaotique » et moins satisfaisante, avec un plus grand nombre de partenaires, et seraient par ailleurs plus fréquemment victimes d'agressions sexuelles. Les patients souffrant de schizophrénie auraient en outre plus fréquemment des rapports non protégés que la population générale, une moindre connaissance de l'anatomie des organes sexuels, et du vocabulaire utilisé pour parler de sexualité.

Plusieurs facteurs expliquent ces difficultés. Les premiers symptômes de la schizophrénie apparaissent entre 15 et 25 ans, au moment de la construction de l'identité, et des premières expériences sexuelles. La sexualité peut alors être perturbée par la désorganisation de la personnalité, mais aussi du fait que l'attention du patient et de son entourage est naturellement plus portée sur la gestion de la maladie que sur l'éducation sexuelle. La désorganisation et les troubles cognitifs associés à la maladie conduisent parfois à une altération du jugement, à des difficultés à contrôler les pulsions. Ajoutés à une fréquence élevée d'abus d'alcool et de drogues, ces facteurs rendent les patients souffrant de schizophrénie plus à risque d'avoir des difficultés dans leur sexualité. Par ailleurs, les traitements antipsychotiques ont pour la plupart un retentissement négatif sur la sexualité, avec une tendance à diminuer la libido.

Une des difficultés rencontrées au cours de la vie des femmes souffrant de schizophrénie est un nombre de grossesses non désirées supérieures à celui de la population générale. La question de la contraception est donc centrale, d'autant que les traitements de la schizophrénie sont le plus souvent contre-indiqués lors de la grossesse. La faible observance thérapeutique associée à la schizophrénie concerne également les pilules contraceptives. La question d'un implant sous-cutané contraceptif doit donc être discutée avec les patientes qui n'ont pas de désir d'enfant à court et moyen terme. Face à ces problèmes, il n'existe bien souvent pas de solution idéale, et chaque situation doit être traitée de manière individualisée.

Pourquoi la schizophrénie est-elle plus fréquente chez les sans domicile fixe ? 98

Selon une enquête de l'Observatoire du SAMU social de Paris menée en 2009, 13 % des « sans domicile fixe » souffrent de troubles psychotiques, soit 10 fois plus que la population générale. Notons que ces chiffres concernent Paris, et que le nombre de patients souffrant de schizophrénie est plus élevé dans les grandes villes. La fréquence de la schizophrénie parmi les sans domicile fixe est donc peut-être un peu inférieure à ces chiffres, mais reste très élevée.

Même si elle contribue souvent à aggraver la maladie, la marginalité est plus une conséquence de la schizophrénie qu'elle n'en est une cause. En effet, la désorganisation liée à la schizophrénie conduit à une plus grande difficulté à occuper un emploi stable, à fonder une famille et à s'insérer socialement d'une manière générale. Ainsi, un patient ayant des troubles sévères liés à sa maladie peut être « stabilisé » lors d'une hospitalisation, mais présenter des symptômes résiduels qui rendent difficile son maintien seul dans un logement. Le manque de structures médico-sociales et sociales conduit parfois à une sortie de l'hôpital dans des conditions précaires.

Par ailleurs, la marginalité conduit à une plus grande difficulté d'accès aux soins : un quart des personnes sans abris n'ont jamais consulté, et les trois quarts des patients qui avaient un suivi n'en ont plus une fois sans logement.

Ces patients sont donc souvent pris dans une spirale négative où ils n'accèdent aux soins que très tard, le plus souvent lorsqu'il faut recourir à une hospitalisation, et une fois sortis de l'hôpital, risquent de se retrouver à nouveau en rupture de soins par manque d'étayage.

99 Les patients souffrant de schizophrénie sont-ils dangereux ?

Il est vrai que le taux de violences est plus élevé dans la population de patients souffrant de schizophrénie (10 %) que dans la population générale (environ 2-4 %). De plus, un petit nombre de faits divers tragiques mais fortement médiatisés, et les commentaires qui les accompagnent, véhiculent l'idée selon laquelle les patients souffrant de troubles psychiatriques représentent une population à part et potentiellement dangereuse. Ces informations doivent être replacées dans leur contexte.

Premièrement, ces violences ne surviennent que chez une petite minorité de patients.

Deuxièmement, la principale explication de cette augmentation de violences est l'abus de substances comme l'alcool ou d'autres drogues, qui est malheureusement fréquent dans la schizophrénie.

Enfin, ces rares épisodes de violence ne surviennent qu'exceptionnellement sans signes d'alarme et en dehors d'un épisode aigu. Des idées délirantes de tonalité persécutive peuvent conduire à des passages à l'acte violents, et il s'agit donc d'un autre contexte que celui d'un patient stabilisé.

Au total, l'abus de substances et l'arrêt des traitements sont les deux principales causes de violences des patients souffrant de schizophrénie, et cette violence ne survient que chez une petite minorité de patients. Un suivi régulier pour assurer une prise en charge optimale est donc indispensable. Rappelons également que les patients souffrant de troubles psychiatriques sont bien plus souvent victimes d'actes violents qu'ils n'en sont les auteurs. Assimiler trouble psychiatrique et violence, ou « dangerosité », n'est donc aucunement justifié.

La schizophrénie, une maladie présente dans les établissements pénitentiaires ? 100

Oui, bien que la fréquence des troubles psychiatriques chez les détenus soit très variable selon les études, on estime qu'entre 15 % et 85 % de la population carcérale française serait atteinte de troubles psychiatriques sévères. Au total, ce sont, en maison d'arrêt, près de 3 % à 10 % des détenus qui présenteraient un diagnostic de schizophrénie (contre 1 % de la population générale). S'il faut bien entendu se garder de faire le raccourci entre ces chiffres et une éventuelle dangerosité des patients schizophrènes (voir la question correspondante), cela représente une importante surreprésentation des patients souffrant de schizophrénie en prison.

Depuis 1986, ont été créés en France les services médico-psychologiques régionaux (SMPR), véritables lieux d'accès aux soins psychiatriques dans les centres pénitentiaires. Il en existe actuellement 26 pour 187 établissements pénitentiaires, auxquels il faut ajouter les unités de consultations et de soins ambulatoires (UCSA) gérées par les secteurs de psychiatrie.

La question de la responsabilité pénale des patients schizophrènes est toujours polémique. La loi française reconnaissait « l'abolition de discernement » comme une cause de non-incarcération mais depuis quelques années, le législateur a introduit la notion de « responsabilité atténuée ou partielle » dans le code pénal. La reconnaissance d'une possible responsabilité juridique à certains patients atteints de schizophrénie à probablement participé à l'augmentation de leur représentation au sein de la population carcérale.

En tout état de cause, il paraît important de reconnaître l'existence de patients souffrant de schizophrénie dans les centres pénitentiaires et de maintenir un lieu de soin dans ces structures. Il faut ainsi rappeler l'importance de la continuité des soins dans la prise en charge de la maladie et la nécessaire intervention soignante en cas de crise, y compris dans ces lieux de privation de liberté.

Définitions

La psychiatrie est riche en termes spécialisés et peu intuitifs. Nous vous proposons donc les définitions suivantes, qui constituent une liste loin d'être exhaustive.

Antipsychotique : médicament actif sur la schizophrénie.

APA : Association Américaine de Psychiatrie (*American Psychiatric Association*).

CIM : Classification Internationale des Maladies (système de classification des maladies utilisé par l'Organisation Mondiale de la Santé).

Cognition (adjectif : cognitif) : processus de pensée. La mémorisation, la prise de décision ou l'attention sont des fonctions cognitives.

DSM : Manuel Diagnostique et Statistique des troubles mentaux (*Diagnostic and Statistical Manual*, système de classification des troubles mentaux utilisé de l'*American Psychiatric Association*).

Décompensation : survenue d'un épisode aigu.

Étiologie (adjectif : étiologique) : cause d'une maladie.

HAS : Haute Autorité de Santé. Il s'agit d'une autorité publique dont un des buts est de formuler des recommandations pour la prise en charge des maladies.

Morbidité (adjectif : morbide) : signe de la maladie (n'est pas synonyme de mortalité).

OMS : Organisation Mondiale de la Santé.

Organique, somatique : dans le champ de la psychiatrie, renvoie à ce qui a une origine biologique au moins en partie connue et n'est pas psychiatrique. *Ex : un infarctus est une maladie organique.*

Prémorbide : avant le début de la maladie.

Prodrome : signe apparaissant précocement, annonciateur de la maladie.

Vulnérabilité : dans le champ de la médecine, trait qui conduit à augmenter le risque de développer une maladie. *Ex : La vulnérabilité génétique à la schizophrénie.*

Bibliographie

Pour aller plus loin, voici quelques ouvrages concernant la schizophrénie :

The Center Cannot Hold: My Journey Through Madness, Elyn R. Saks, Hyperion, 2008.

Kaplan and Sadock's Comprehensive Textbook of Psychiatry, 9th ed., B. Sadock, V. Sadock, and P. Ruiz (eds), Lippincott Williams & Wilkins, Philadelphia, 2009.

Schizophrenia, "Just the facts": What We Know in 2008, Rajiv Tendon, Matcheri S. Keshavan, and Henry A. Nasrallah. Schizophrenia Research, 2008.

Diagnostic and Statistical Manual of Mental Disorders, 4th ed., American Psychiatric Association, 1994.

Classification statistique internationale des maladies et des problèmes de santé connexes : CIM-10, Stationary Office Books, Organisation mondiale de la santé, 1998.

Site de la Haute autorité de santé. www.has-sante.fr

Cet ouvrage a été achevé d'imprimer en novembre 2012
dans les ateliers de Normandie Roto Impression s.a.s.
61250 Lonrai
N° d'impression : 12-4395
Dépôt légal : novembre 2012

Imprimé en France